Stefanie Gurk

Checklisten Krankheiten im Alter

Stefanie Gurk

Checklisten Krankheiten im Alter

Krankheitslehre für Pflege- und medizinische Fachberufe

ELSEVIER
URBAN & FISCHER

URBAN & FISCHER München

Zuschriften und Kritik an:
Elsevier GmbH, Urban & Fischer Verlag, Verlagsbereich Pflege, Hackerbrücke 6, 80335 München, E-Mail: pflege@elsevier.de

Wichtiger Hinweis für den Benutzer
Wie jede Wissenschaft sind Medizin und Pflege ständig Entwicklungen unterworfen. Forschung und klinische Erfahrungen erweitern unsere Erkenntnisse, insbesondere was Behandlung und (medikamentöse) Therapie betrifft. Die Autorin dieses Werkes hat große Sorgfalt darauf verwendet, dass die in diesem Werk gemachten medizinischen Angaben dem derzeitigen Wissensstand entsprechen. Das entbindet den Nutzer dieses Werkes aber nicht von der Verpflichtung, anhand weiterer Informationsquellen zu überprüfen, ob die dort gemachten Angaben von denen in diesem Buch abweichen und seine Entscheidungen in Bezug auf Verordnungen und Behandlungen in eigener Verantwortung zu treffen.

Bibliografische Information der Deutschen Nationalbibliothek
Die Deutsche Nationalbibliothek verzeichnet diese Publikation in der Deutschen Nationalbibliografie; detaillierte bibliografische Daten sind im Internet über http://dnb.d-nb.de abrufbar.

1. Auflage 2011

Der Urban & Fischer Verlag ist ein Imprint der Elsevier GmbH.

11 12 13 14 15 5 4 3 2 1

Um den Textfluss nicht zu stören, wurde bei Patienten und Berufsbezeichnungen die grammatikalisch maskuline Form gewählt. Selbstverständlich sind in diesen Fällen immer Frauen und Männer gemeint.

Planung: Andrea Kurz, München
Lektorat: Dagmar Wiederhold, München
Redaktion: Cornelia Fichtl, München
Herstellung: Erika Baier, München
Satz: abavo GmbH, Buchloe; TnQ, Chennai/Indien
Druck und Bindung: L.E.G.O. S.p.A., Lavis/Italien
Umschlaggestaltung: SpieszDesign, Büro für Gestaltung, Neu-Ulm

ISBN 978-3-437-28700-8
Aktuelle Informationen finden Sie im Internet unter **www.elsevier.de** und **www.elsevier.com**

Inhaltsverzeichnis

Die Autorin

Dr. Stefanie Gurk ist Fachärztin für Allgemeinmedizin und Mitglied der Deutschen Gesellschaft für Geriatrie. Nach ihrer Tätigkeit in unterschiedlichen Fachbereichen der Medizin sowie in Forschung und Beratung gründete sie 1995 „Medical Consulting", eine Unternehmensberatung mit dem Schwerpunkt „Wohnen und Leben im Alter". Seit fast zwei Jahrzehnten ist Frau Dr. Gurk als Fachdozentin und Fachprüferin in der Altenhilfe tätig. Sie veröffentlicht regelmäßig Fachartikel in der Zeitschrift „Altenpflege".

Warum Checklisten zu Krankheiten im Alter?

Ob im Krankenhaus, in der ambulanten Pflege, in der Rehabilitation oder im Pflegeheim – der ältere Mensch mit seinen Erkrankungen steht im Mittelpunkt der Arbeit vieler Pflegender. Die vorliegenden *Checklisten Krankheiten im Alter* geben in übersichtlicher und leicht verständlicher Form einen Überblick über die wichtigsten Krankheitsbilder dieser Lebensphase. Sie beschreiben außerdem spezifische Verlaufsformen häufig vorkommender Erkrankungen beim älteren Menschen.

Zum Aufbau

Die alphabetische Reihenfolge, der komprimierte Aufbau mit jeweils ein bis zwei Seiten pro Krankheitsbild und die konsequent einheitliche Gliederung des Textes erlauben innerhalb kürzester Zeit, d. h. auch in der Hektik des Arbeitsalltags, einen schnellen Zugriff auf fundierte, aktuelle und leitliniengestützte Informationen über zum Teil äußerst komplexe Erkrankungen.

Zur besseren Orientierung folgt die Gliederung der Krankheitsbilder einem festen Muster. Unter Verzicht auf komplizierte theoretische Erklärungen werden die wichtigsten Aspekte der Erkrankung unter folgenden Gesichtspunkten beschrieben:

- Definition
- Ursachen
- Symptome
- Therapie
- Hinweise zur Pflege
- Besondere Informationen

Die *Definition* erklärt kurz das beschriebene Krankheitsbild und nennt Synonyme.

Bei den *Symptomen* stehen je nach Krankheitsbild die klassischen Leitsymptome bzw. die spezifische Früh- und Spätsymptomatik im Vordergrund.

Unter *Hinweise zur Pflege* sind Aspekte zusammengefasst, die es seitens der Pflegenden speziell im Zusammenhang mit dem jeweiligen Krankheitsbild zu berücksichtigen gilt. Dies können Hinweise zur gezielten Patientenbeobachtung, zur Ernährung, Mobilität, aber auch zu Expertenstandards und Prophylaxen sein.

Unter *besonderen Informationen* finden sich Hinweise zu Stadieneinteilungen und Klassifizierungen einzelner Krankheitsbilder sowie zu Komplikationen und Prophylaxemöglichkeiten.

Neben den erkrankungsspezifischen *Hinweisen zur Pflege* finden Sie am Ende des Buches ausführliche Pflegetipps zu einzelnen Prophylaxen und zu Notfallsituationen.

Fachbegriffe werden direkt im Text erklärt, häufig vorkommende Fremdworte sind mit* gekennzeichnet und werden im Glossar erläutert. Alle verwendeten Abkürzungen sind mit ihrer Bedeutung im Abkürzungsverzeichnis aufgeführt.

Die Checklisten können und sollen keine fundierten und detaillierten Fachbücher ersetzen. Sie dienen, wie eingangs erwähnt, der Vermittlung von Basiswissen sowie dem schnellen Nachschlagen und ermöglichen, gerade auch durch die praktische Spiralbindung, die die aktuelle Seite problemlos aufgeschlagen lässt, eine direkte Nutzung im pflegerischen Alltag. Darüber hinaus machen sie vielleicht Lust auf eine vertiefte Auseinandersetzung mit einzelnen Krankheitsbildern und somit auf weiterführende Literatur.

Abkürzungsverzeichnis

ACE-Hemmer	Angiotensin-Converting-Enzym-Hemmer
AEDL	Aktivitäten und existentielle Erfahrungen des Lebens
AIDS	Acquired Immune Deficiency Syndrome
bzw.	beziehungsweise
b. Bed.	bei Bedarf
BMI	Body Mass Index
ca.	zirka, etwa
etc.	et cetera, und so weiter
e. V.	eingetragener Verein
evtl.	eventuell
ggf.	gegebenenfalls
i. d. R.	in der Regel
kg	Kilogramm
l	Liter
m^2	Quadratmeter
MAO-B-Hemmer	Monoaminoxidase-B-Hemmer
Mio.	Millionen
mmHg	Millimeter Quecksilbersäule
mmol	Millimol
OP	Operation
Pat.	Patient
PEG	perkutane* endoskopische Gastrostomie (unter Kontrolle mittels Magenspiegelung durch die Bauchdecke platzierte Sonde)
PTCA	perkutane* transluminale koronare Angioplastie (im Rahmen einer Herzkatheteruntersuchung durchgeführte Aufweitung von Verengungen der Herzkranzgefäße)
sog.	sogenannt
syn.	Synonym
tgl.	täglich
u.	und
u. a.	unter anderem
u. U.	unter Umständen
v. a.	vor allem
V. a.	Verdacht auf
z. B.	zum Beispiel
Z. n.	Zustand nach
z. T.	zum Teil

Glossar

Akupunktur	Therapiemethode der traditionellen chinesischen Medizin, bei der spezielle Akupunkturnadeln an der Körperoberfläche eingestochen werden
akut	unvermittelt auftretend; schnell und heftig verlaufend
Allergie, allergisch	vom normalen Verhalten abweichende Reaktion des Körpers auf bestimmte Stoffe
Anamnese	Sammlung von Informationen über einen Pat. und seinen Hintergrund, die bei der Analyse des Gesundheitszustandes und bei der Planung der Pflege verwendet werden
Antikörpertherapie	Antikörper gehören zur körpereigenen Abwehr; im Labor hergestellte Antikörper werden bei der modernen Krebstherapie eingesetzt
axillär	in der Achselhöhle
Bedarfsmedikament, Bedarfsmedikation, Bedarfstherapie	Medikamente oder Medikationen, die nicht regelmäßig eingenommen werden, sondern nur beim Auftreten bestimmter Symptome gegeben werden
Beta-Sympathomimetika	Wirkstoffe, die die Wirkung des sympathischen Nervensystems (Teil des vegetativen Nervensystems) nachahmen u. z. B. eine Erschlaffung der Bronchialmuskulatur herbeiführen
Chemotherapie	Therapieform, bei der Krankheitserreger oder Tumorzellen geschädigt bzw. abgetötet werden
chronisch	sich langsam entwickelnd; lange andauernd
degenerativ	als Folge einer Zellschädigung hervorgerufene Geweberückbildung bzw. Gewebeverfall
Drainage	therapeutische Ableitung von Flüssigkeitsansammlung, die krankheitsbedingt entsteht
Elektrolyte	chemische Verbindungen, die in wässriger Lösung in positiv oder negativ geladene Bestandteile zerfallen; syn. Blutsalze
Elektrotherapie	therapeutische Anwendung des elektrischen Stroms z. B. zur Schmerzlinderung oder Rhythmisierung des Herzens
Hormontherapie	Hormonersatztherapie; Behandlung mit Hormonen
Hyposensibilisierung	auch Desensibilisierung; schrittweises Herabsetzen einer Allergiebereitschaft
Infekt, Infektion, Infektionskrankheit	Befall des Körpers mit Krankheitserregern

infiziert	mit Krankheitserregern behaftet
intravenös	über eine Vene
irreversibel	nicht mehr rückgängig zu machen
kardiogen	vom Herzmuskel ausgehend
Karenz	Verzicht
Karzinom	bösartige Krebsgeschwulst
Koma	tiefe Bewusstseinsstörung, die auch durch Schmerzreize nicht auflösbar ist
Komplikation	schwerwiegende Folge einer Erkrankung
Kontraindikation, kontraindiziert	Gegenanzeige; aus bestimmten Gründen nicht anwendbar
kurativ	heilend
lokal	ein bestimmtes Gebiet betreffend; örtlich
Lokalisation, lokalisiert	Ort; Platz
metabolisches Syndrom	Wohlstandssyndrom; beinhaltet Adipositas, Fettstoffwechselstörung, Hypertonie, Diabetes mellitus Typ 2
Morbus	lateinischer Begriff für Krankheit
nerval	die Nervenfunktion betreffend
neurologisch	das Nervensystem betreffend
nonverbal	ohne Worte
objektiv	sachlich; Befund ist erhebbar
Ödem	Wasseransammlung im Gewebe
oral	über den Mund
palliativ	lindernd
peripher	am Rande liegend
perkutan	durch die Haut
physiologisch	zur natürlichen, gesunden Funktion gehörend
postoperativ	nach der Operation
primär	zuerst; erster
Prognose	Vorhersage, Voraussage
Prothese	künstlicher Ersatz; Hilfsmittel
psychisch	die Seele betreffend
Psychotherapie	Oberbegriff für alle Behandlungsformen für psychische u. psychosomatische Erkrankungen ohne Einsatz von Medikamenten oder chirurgischen Methoden

Rehabilitation	Wiederherstellung; Wiedereingliederung
rektal	im End-/Mastdarm (Rektum)
Ressourcen	Hilfsquelle, Hilfsmittel
reversibel	rückbildungsfähig
Rezidiv, rezidivierend	in Abständen wiederkehrend
Risikofaktor	Faktor, bei dessen Vorhandensein eine Krankheit häufiger als bei dessen Nichtvorhandensein auftritt
Schock	lebensbedrohlicher Zustand mit verminderter Blutzirkulation, Sauerstoffminderversorgung u. Stoffwechselstörungen
sekundär	an zweiter Stelle stehend; zweitrangig
Sepsis	lebensbedrohliche Allgemeininfektion mit systemischer* Entzündungsantwort des Organismus
Strahlentherapie, Bestrahlung	Therapie mit ioniserender bzw. schädigender Strahlung
subakut	weniger heftige Symptomatik als bei akut
subjektiv	die individuelle Wahrnehmung betreffend; persönlich
subkutan	unter die Haut
symmetrisch	Gleichmäßig; auf beiden Seiten gleich
symptomatisch	typisch für eine bestimmte Erkrankung; nur auf die Symptome, nicht auf die Ursache zielend
Syndrom	gleichzeitiges Vorliegen verschiedener Symptome meist einheitlicher Ursache
systemisch	den ganzen Organismus betreffend
Transplantation	Verpflanzung
Trauma, Traumata, traumatisch	Wunde; Verletzung; seelischer Schock
Tumor	Geschwulst; Gewebswucherung
vaskulär	zu den Blutgefäßen gehörend
vegetativ	das vegetative (autonome) Nervensystem betreffend
zentral	in der Mitte; im Zentrum liegend

Adipositas

Der Fettanteil am Körpergewicht übersteigt bei Frauen 30 % u. bei Männern 20 %; syn. Fettleibigkeit

Ursachen

- Primäre* Adipositas:
  - Erbliche (genetische) Faktoren
  - Überernährung
  - Körperliche Inaktivität
  - Psychische* Faktoren
- Sekundäre* Adipositas: Folge einer anderen Erkrankung z. B. Stoffwechselerkrankung wie Schilddrüsenunterfunktion (Hypothyreose)

Symptome

- Eingeschränkte körperliche Belastbarkeit u. rasche Ermüdung
- Beschwerden in besonders belasteten Gelenken wie Hüft- u. Kniegelenk u. in der Wirbelsäule
- Verstärktes Schwitzen
- Vermindertes Selbstwertgefühl

Therapie

- Ernährungsumstellung mit Kalorienreduktion
- Bewegungstherapie, Ausdauertraining
- Verhaltenstherapie (Form der Psychotherapie*): Wiedererlernen eines natürlichen Hunger- u. Sättigungsgefühls, Stressabbau, Selbstsicherheitstraining

Hinweise zur Pflege

- Pat. beraten über:
  - Krankheitsbild u. Risiken
  - Gesundes Ernährungsverhalten
  - Führen eines Ernährungstagebuchs
  - Möglichkeit einer psychotherapeutischen Begleitung
  - Positive Wirkung von Bewegung
  - Ansprechende Kleidung
- Blutzucker regelmäßig kontrollieren
- ➤ Dekubitusprophylaxe
- ➤ Intertrigoprophylaxe
- ➤ Obstipationsprophylaxe
- Auf rückenschonendes Arbeiten achten, z. B. bei allen Transfers eines adipösen Pat. einen Lifter benutzen

Besondere Informationen

- Adipositas hat keinen eigenen Krankheitswert, erhöht aber das Risiko anderer Erkrankungen:
  - Wohlstandssyndrom (metabolisches Syndrom*)
  - Hypertonie
  - Koronare Herzkrankheit
  - Schlaganfall
- In Deutschland sind ca. 65 % aller Männer u. 55 % aller Frauen übergewichtig (BMI 25–29 kg/m^2), jeder 5.–6. Bundesbürger ist adipös (BMI < 30 kg/m^2)

Alopezie

Wenn mehr als 100 Haare täglich ausfallen u. deutlich weniger Haare nachwachsen; syn. Haarausfall

Ursachen

- Erblich (genetisch) bedingt:
  - Überempfindlichkeit gegenüber dem Hormon Androgen
  - Bei Männern Beginn mit dem 20. Lebensjahr möglich
  - Bei Frauen meistens nach dem 50. Lebensjahr
- Stresssituationen
- Schilddrüsenerkrankungen
- Eisenmangel
- Chemotherapie*

Symptome

- Bei Männern: Bildung von Geheimratsecken bis zur Glatzenbildung
- Bei Frauen: Haarausdünnung im Mittelscheitelbereich
- Haarausfall auf dem gesamten Kopf (diffuser Haarausfall)
- Kreisrunder Haarausfall (Alopezia areata)

Therapie

- Perücke
- Gabe von hormonhaltigen Medikamenten oder Haarwasser
- Behandlung der Kopfhaut mit speziellen Lösungen
- Haartransplantation

Hinweise zur Pflege

- Gesprächsangebote machen
- Bei der Körperpflege unterstützen
- Kopfhaut mit besonderer Sorgfalt behandeln, kann psychisch* entlastend wirken
- Beim Anlegen eines Haarteils (Perücke) helfen

Besondere Informationen

- Kreisrunder Haarausfall: alle Altersgruppen betroffen (in Deutschland 1,4 Mio. Menschen), Spontanheilung möglich
- Bei Frauen häufig gekoppelt an geänderte Hormonsituation, z. B. Wechseljahre

Altersappendizitis

Entzündung des Wurmfortsatzes (Appendix vermiformis); syn. Blinddarmentzündung

Ursachen

- Bakterielle Entzündung, meist vom Darm ausgehend
- Begünstigende Faktoren: Verengung oder Verschluss der Wurmfortsatzöffnung zum Dickdarm, z. B. durch Abknickung, Narbenstränge, Kotsteine oder Fremdkörper

Symptome

- Appetitlosigkeit, Übelkeit, Erbrechen, Verdauungsprobleme mit Verstopfung (Obstipation) oder Durchfall
- Erhöhte Temperatur, häufig Temperaturunterschied zwischen rektaler* u. axillärer* Messung > 0,8 °C
- Ziehende, oft kolikartige Schmerzen in der Nabelgegend, verlagern sich innerhalb weniger Stunden in den rechten Unterbauch
- Schonhaltung des Pat. (Anziehen der Beine zur Entlastung der Bauchdecke)
- Nur in 50 % aller Fälle zeigen sich die Symptome in ihrer typischen Ausprägung

Therapie

- OP: Entfernung des Wurmfortsatzes (Appendektomie)
- Spülung, Drainage* u. gegen Bakterien wirksame Medikamente (Antibiotika) je nach OP-Befund

Hinweise zur Pflege

- Bei Auftreten von plötzlichen Bauchschmerzen Arzt informieren
- Aufmerksame Patientenbeobachtung, da im Alter oft symptomarm
- Postoperative* Pflege:
  - Vitalzeichen, Allgemeinzustand, Schmerzen überwachen
  - Bei der Harnausscheidung unterstützen
  - Kostaufbau nach Arztrücksprache
  - Bei der Körperpflege unterstützen

Besondere Informationen

- Jenseits des 70. Lebensjahr häufigste entzündliche Erkrankung im Bauchraum
- Im Alter schleichender Beginn mit geringgradigen Beschwerden → Gefahr, dass schwerwiegende Komplikationen* auftreten
- Komplikationen*:
  - Durchbruch (Perforation) → Bauchfellentzündung (Peritonitis) u. Bildung einer Eiteransammlung (Abszess)
  - Bei Durchbruch tödlicher Verlauf möglich
- Bei 40 % aller Altersappendizitiden Auftreten eines Durchbruchs

Altersschwerhörigkeit

Altersabhängige Innenohrschwerhörigkeit, zunächst werden die hohen Tonfrequenzen nicht mehr gehört; syn. Presbyakusis

Ursachen

- Physiologischer* Alterungsprozess (mit 90 Jahren sind fast 90 % betroffen)
- Äußere Faktoren, z. B. Lärm

Symptome

- Hohe Töne können nicht mehr gehört werden, z. B. Signaltöne wie Klingeltöne
- Sprachverstehen ist eingeschränkt, insbesondere bei hohem Hintergrundgeräuschpegel oder wenn mehrere Personen sich unterhalten
- Verstärkte Lärmempfindlichkeit

Therapie

- Frühzeitige Versorgung mit Hörgeräten
- Optische Signalgeber, Kopfhörer

Hinweise zur Pflege

- Laut u. deutlich sprechen
- Im Gespräch immer dem Pat. zuwenden
- Geräuscharme Gesprächssituationen schaffen
- Erfragen, ob Signaltöne noch gehört werden
- Pat. evtl. im Umgang mit Hörgeräten anleiten
- Bei Pflege des Hörgerätes unterstützen:
  - Batterien
  - Reinigung
- Auch bei Menschen mit demenziellen Veränderungen daran denken, dass eine Altersschwerhörigkeit bestehen kann

Besondere Informationen

- In der Gruppe der 70–79-jährigen Menschen sind fast jede 5. Frau (17 %) u. jeder 3. Mann (31 %) betroffen

Alters(weit)sichtigkeit

Verlust der Nahanpassungsfähigkeit des Auges; syn. Presbyopie

Ursachen

- Altersbedingter Elastizitätsverlust der Linse

Symptome

- Scharfes Sehen in der Nähe zunehmend eingeschränkt

Therapie

- Sehhilfen

Hinweise zur Pflege

- Wichtige Informationen in einer ausreichenden Schriftgröße schreiben (die Information sollte in einem Abstand von mindestens 1 Meter noch lesbar sein)
- Bei Menschen mit einer demenziellen Veränderung daran denken, dass Sehhilfen möglicherweise nicht mehr an die (eingeschränkte) Sehfähigkeit des Nutzers angepasst sind → für passende Sehhilfen sorgen

Besondere Informationen

- Tritt bei fast allen Menschen auf; Beginn unterschiedlich

Alzheimer-Krankheit

Degenerative Hirnerkrankung mit fortschreitender ➢ Demenz; syn. Demenz vom Alzheimer-Typ (DAT), Morbus* Alzheimer, benannt nach dem Deutschen Psychiater u. Hirnforscher Alois Alzheimer*

Ursachen

- Unklar
- Heutzutage diskutierte Ursachen:
  - Erbliche (genetische) Faktoren
  - Gestörte Abbau- u. Umbauprozesse (Stoffwechselprozesse) im Gehirn mit z. B. vermehrter Entstehung, Anhäufung u. Ablagerung eines nervenschädigenden Stoffes (Amyloid)

Symptome

- ➢ Demenz

Stadieneinteilung:

- Leichte Alzheimer-Demenz:
  - Gedächtnisleistungen u. Alltagsaktivitäten (berufliche u. Freizeitaktivitäten) sind eingeschränkt
  - Erlernen neuer Inhalte eingeschränkt
  - Selbstständiges Leben weiter möglich
  - Krankheitseinsicht vorhanden
- Mittelschwere Alzheimer-Demenz:
  - Kurzzeitgedächtnisverlust, Langzeitgedächtnis zunehmend eingeschränkt
  - Desorientierung zu Situation, Ort u. Zeit
  - Starke Ablenkbarkeit
  - Selbstständige Alltagsgestaltung nicht mehr möglich
  - Krankheitseinsicht geht verloren
- Schwere Alzheimer-Demenz:
  - Schwerer Gedächtnisverlust
  - Vertraute Personen u. Umgebung werden nicht mehr erkannt
  - Sprachverlust
  - Unterstützung u. Hilfestellung bei allen AEDL notwendig

Therapie

- ➢ Demenz

Hinweise zur Pflege

- ➢ Demenz
- Auf einen geregelten Tagesablauf achten
- Tagesstrukturierende Maßnahmen einsetzen
- Auf Grundlage einer umfassenden biografischen Anamnese* biografieorientiert pflegen
- Bei der Körperpflege unterstützen
- Bei der Ernährung unterstützen
- Betreuende Angehörige informieren u. schulen

- Pat. u. Angehörigen Selbsthilfegruppen, z. B. Alzheimer Gesellschaft e. V. empfehlen
- Abhängig vom Stadium:
  - Leichte Alzheimer-Demenz: z. B. Gedächtnistraining, evtl. Realitätsorientierungstraining (ROT)
  - Mittelschwere Alzheimer-Demenz: z. B. ROT
  - Schwere Alzheimer-Demenz: z. B. nonverbale* Kommunikation, Validation

Besondere Informationen

- Alzheimer-Demenz = häufigste Demenzform (2⁄3 aller Demenzerkrankungen)
- Beginn meist nach dem 65. Lebensjahr, selten vor dem 65. Lebensjahr
- Frauen aufgrund der höheren Lebenserwartung doppelt so häufig wie Männer betroffen
- Erkrankungshäufigkeit nimmt mit Alter zu:
  - In der Gruppe der 65–69-Jährigen jeder 100. betroffen
  - In der Gruppe der 85–90-Jährigen fast jeder 4. betroffen
  - In der Gruppe der über 90-jährigen Menschen jeder 3. betroffen
- 2009: > 1 Million Alzheimer-Erkrankte in Deutschland
- Expertenschätzung gehen von ca. 2,5 Millionen Betroffenen im Jahr 2030 aus

Amputation

Entfernung eines Körperteils bzw. einer Gliedmaße; syn. Absetzung

Ursachen

- Traumatisch* bedingt, z. B. durch einen Unfall
- Durchblutungsstörungen bei Diabetes mellitus, Arterieller Verschlusskrankheit
- Tumor*
- Abweichung der Gestalt eines Körperteils bzw. einer Gliedmaße (Deformität)

Symptome

- Fuß: Entfernung der Zehen oder im Mittelfußbereich
- Unterschenkel: Entfernung im Übergang von mittleren zum körpernahen (proximalen) Drittel
- Oberschenkel: Entfernung im mittleren Drittel
- Nach 3–6 Monaten endgültige Stumpfbildung

Therapie

- Je nach Lokalisation* Versorgung mit einer Prothese*

Hinweise zur Pflege

Postoperativ*:
- Wirkung der Schmerztherapie erfragen
- Wundgebiet beobachten u. versorgen
  - Auf Entzündungszeichen achten
  - Sorgfältige Dokumentation
- Stumpf wickeln (4 Wochen lang nach OP)
  - Breite der zu verwendenden Kurzzugbinden entspricht dem Durchmesser des zu verbindenden Körperteils
  - Beginn an der Stumpfspitze
  - Mit abnehmenden Druck von außen nach innen
  - In Achtertouren, nie in Kreisen
  - Das nächst höhere Gelenk mit einbinden
  - Vorsprünge abpolstern, um einen Dekubitus zu vermeiden
- Training zur selbstständigen Anwendung der Prothese*
- Training zur selbstständigen Alltagsgestaltung, z. B. Gehtraining
- Rehabilitation*

Allgemein:
- Psychische* Unterstützung
- Regelmäßige Schmerzeinschätzung, Schmerzmedikamente nach Arztanordnung geben

- Beim Anlegen der Prothese* unterstützen
- Lagerung:
  - Stumpf nicht übers Bett hängen lassen, da Gefahr der Ödembildung
  - Stumpf nicht anwinkeln, da Gefahr der Gelenkversteifung durch Verkürzung der Muskulatur an der Beugeseite (Beugekontraktur)
  - Bei Amputation der unteren Extremität: kein Kissen zwischen die Beine legen, da Gefahr der Gelenksteife in Abspreizstellung (Abduktionskontraktur)
- ➢ Kontrakturenprophylaxe
- ➢ Dekubitusprophylaxe

Besondere Informationen

- Postoperative Komplikationen* am Stumpf:
  - Nachblutung
  - Wundheilungsstörungen bzw. -infektionen
  - Ödem- oder Bluterguss-(Hämatom-) Bildung
  - Kontrakturgefahr für die benachbarten Gelenke
- Langfristige Komplikationen*:
  - Allergische Hautkrankheiten
  - Hautpilzinfektionen (Dermatomykosen)
  - Stumpf- bzw. Phantomschmerz (Schmerzen im amputierten Körperteil)
  - Dekubitusgefahr durch die Prothese

Analprolaps

Vorfall der Analschleimhaut

Ursache

- Hämorrhoiden
- Anlagebedingte Bindegewebsschwäche

Symptome

- Schleimhautvorfall mit kreisförmiger Anordnung der Schleimhautfalten
- Juckreiz
- Stuhlinkontinenz

Therapie

- Je nach Ursache: OP (➤ Hämorrhoiden)

Hinweise zur Pflege

- Ballaststoffreiche Kost, damit Stuhl weicher wird
- Intimpflege
- ➤ Intertrigoprophylaxe
- Beckenbodentraining
- Kontinenztraining

Besondere Informationen

- Insbesondere bei älteren Frauen auch Vorfall der Enddarmschleimhaut (Rektumvorfall) möglich

Anämie

Verminderung der roten Blutkörperchen (Erythrozyten), der Konzentration des roten Blutfarbstoffes (Hämoglobin) oder der zellulären Blutbestandteile (Hämatokrit); syn. Blutarmut

Ursache

- Verminderte Bildung von Erythrozyten, z. B. durch
  - Eisenmangel
  - Vitamin-B_{12}- oder Folsäuremangel
  - Nierenerkrankung mit eingeschränkten Nierenfunktion
- Gesteigerter Abbau der Erythrozyten, z. B. durch
  - Defekte am Erythrozyten selbst
  - Arzneimittel
  - Übertragung einer falschen Blutkonserve
- Vermehrter Verlust von Erythrozyten durch Blutungen (Blutungsanämie), z. B. durch Verletzungen
- Vermehrter Abbau von Erythrozyten in der Milz, z. B. bei bösartigen (malignen) Erkrankungen der Blutzellen

Symptome

- Haut u. Schleimhäute sind blass
- Körperliche Schwäche
- Atemnot (Dyspnoe) unter körperlicher Belastung
- Konzentrationsschwäche
- Kopfschmerzen
- Je nach Ursache weitere Symptome

Therapie

- Abklären der Ursachen
- Medikamente: Eisenpräparate
- Therapieverlauf durch Blutuntersuchungen kontrollieren

Hinweise zur Pflege

- Regelmäßige Kontrolle u. sorgfältige Dokumentation der Vitalzeichen
- Da beim Mobilisieren Gefahr der orthostatischen Hypotonie
  - Vorher Vitalzeichen kontrollieren
  - Beim Aufstehen auf Haut (Blässe) achten
  - Äußerungen des Pat. zu Schwindel, Übelkeit beachten
  - Ggf. Mobilisation abbrechen u. Beinhochlagerung (bei Herzinsuffizienz oder Atemnot nicht)
- Aufgrund der schnellen Ermüdbarkeit:
  - Anstrengungen der Belastbarkeit anpassen
  - Anstrengungen gleichmäßig über den Tag verteilen

- Bei Sauerstoffmangel im Gehirn:
  - ➤ Sturzprophylaxe
  - Schwindel
  - Gefahr der Verwirrtheit
- Bei Blutauflagerungen auf Stuhl: Arzt informieren
- Eisenhaltige Ernährung anbieten, z. B. Leber, Spinat, Linsen
- Pat. darauf aufmerksam machen, dass Eisentabletten den Stuhl schwarz färben
- Verträglichkeit der Medikamente beobachten
  - Übelkeit
  - Völlegefühl
  - Verstopfung

Besondere Informationen

- Eisen ist ein Bestandteil des roten Blutfarbstoffes, Folsäure u. Vitamin B_{12} werden zur Herstellung der Erythrozyten benötigt
- 80 % aller Anämien sind Eisenmangelanämien; zu 80 % sind Frauen betroffen

Aneurysma

Krankhafte Aussackung eines arteriellen Blutgefäßes, die in allen Körperregionen auftreten kann, sich aber am häufigsten im Bauchraum (85 %) befindet.

Ursachen

- Erworbene Gefäßwandveränderungen (häufig) durch
  - Arteriosklerose (80 %)
  - Infektionen* oder Traumata* (seltener)
- Angeborene Gefäßwandveränderungen (selten)

Symptome

- 80 % der Aneurysmaträger haben keine Symptome (Diagnose wird meist zufällig gestellt)
- Je nach Lokalisation* u. Größe kann es durch Druck auf umliegende Organe zu verschiedenen Beschwerden kommen:
  - Aneurysma im Bauchraum (abdominelles Aneurysma): Bauch- u. Rückenschmerzen, Harndrang
  - Aneurysma im Brustraum (thorakales Aneurysma): Schluckbeschwerden, Husten, Atemnot (Dyspnoe), thorakaler Dauerschmerz, Heiserkeit
  - Aneurysma im Gehirn (intrakraniellles Aneurysma): ohne Symptome (asymptomatisch) bis zum Auftreten von Komplikationen*

Therapie

- Symptomatisches* Aneurysma: möglichst chirurgische Entfernung (Resektion) u. Überbrückung mit Gefäßprothese

Hinweise zur Pflege

- Pat. über Erkrankung, Komplikationen*, Verhalten aufklären
- Ängste u. Unsicherheiten ansprechen
- Körperliche Anstrengung vermeiden
- Nach Arztanordnung Bettruhe
  - Bei der Körperpflege unterstützen
- Nach OP:
  - Wundpflege, besondere Hautpflege im Narbenbereich
  - Schmerztherapie nach Anordnung u. Bedarf
  - Drainagen* kontrollieren
  - Lagerung nach den Bedürfnissen des Pat., kein Zug auf Drainagen*
  - Bei abdominellem Aortenaneurysma: Gefahr des Aufplatzens der Bauchnähte (Platzbauch) → Mobilisation mit Bandage

Besondere Informationen

- Komplikationen*:
  - Kompletter Gefäßverschluss durch Blutgerinnsel (arterielle Embolie)
  - Zerreißen (Ruptur): Notfall-OP, am Zerreißen eines Bauchaortenaneurysma versterben 70 % der Patienten noch vor Notfall-OP

Angina pectoris

Anfallsartig auftretendes schmerzhaftes Engegefühl im Brustkorb durch eine Minderversorgung des Herzmuskels mit Sauerstoff (Myokardischämie); syn. Brustenge

Ursachen

- Durchblutungsstörung der Herzkranzgefäße bei bestehender Koronarer Herzkrankheit
- Verkrampfungen der Herzkranzgefäße (Koronarspasmen)
- Oft ausgelöst durch:
  - Körperliche bzw. psychische* Belastung
  - Reichhaltige Nahrungsaufnahme (Blutumverteilung im Bauchraum)
  - Blutdruckspitzen
  - Kälte

Symptome

- Anfallsartig auftretende, meist 5–15 Minuten anhaltende Schmerzen im Brustkorb
- Oft Ausstrahlung der Schmerzen in andere Körperregionen: Arm (meist links), Schulter, Hals, Unterkiefer, Rücken oder Oberbauch
- Vernichtendes Enge- oder Druckgefühl im Brustkorb
- Atemnot (Dyspnoe)
- Unterschiedliche Verlaufsformen:
  - Stabile Angina pectoris: Schmerzcharakter u. -intensität sind über Monate u. Jahre gleich bleibend (stabil), Besserung durch Ruhe u. Nitroglyzeringabe
  - Instabile Angina pectoris: Beschwerden treten mit zunehmender Häufigkeit u. Intensität schon in Ruhe oder bei geringer Belastung auf, spricht nicht oder nur verzögert auf Nitroglyzerin an
  - Bei instabiler Angina pectoris besteht immer die Gefahr eines Herzinfarktes

Therapie

Erstmaßnahmen

- Arzt verständigen, Pat. beruhigen, ihm Sicherheit vermitteln
- Pat. ins Bett bringen, mit erhöhtem Oberkörper lagern
- Vitalzeichenkontrolle
- Wenn bereits als Bedarfsmedikation* angeordnet u. bei systolischem Blutdruck ≥ 100 mmHg medikamentöse Herzentlastung durch 2 Hübe Nitroglyzerin unter die Zunge (sublingual), Wirkungseintritt innerhalb weniger (5–15) Minuten
- O_2-Gabe nach Arztanordnung
- Keine Besserung: instabile Angina pectoris oder ggf. Herzinfarkt → Notfall

- Langzeitbehandlung ➤ Koronare Herzkrankheit

Hinweise zur Pflege

- Bei Angina-pectoris-Anfall:
  - Erstmaßnahmen rasch einleiten
  - Pat. nicht alleine lassen
- Zunächst engmaschige Vitalzeichenkontrolle (Blutdruck u. Puls) u. Bettruhe
- Pat. nach Anordnung mobilisieren
- Weitere Maßnahmen ➤ Koronare Herzkrankheit
- Dokumentation: Symptome, Dauer des Anfalles u. Maßnahmen
- Pat. über mögliche Anfall auslösende Faktoren aufklären
- Ruhe vermitteln

Besondere Informationen

- Bei älteren Menschen u. Diabetikern kann es zum Auftreten einer „stummen Myokardischämie" kommen: trotz Minderdurchblutung des Herzmuskels haben die Patienten keine Symptome
- Einteilung: CCS-(Canadian Cardiovascular Society) Klassifikation mit 4 Schweregraden:
  - Grad I: keine Angina bei normaler Belastung, Angina bei sehr hoher oder andauernder Anstrengung
  - Grad II: geringe Beeinträchtigung bei normaler Aktivität
  - Grad III: deutliche Beeinträchtigung bei täglichen Aktivitäten
  - Grad IV: Angina bei geringster körperlicher Belastung oder in Ruhe

Arterielle Verschlusskrankheit, periphere (pAVK)

Chronische Verengungen u. Verschlüsse der Gliedmaßen-(Extremitäten-)Arterien, in > 90 % Beinarterien betroffen*

Ursachen

- Arteriosklerose (häufigste Ursache, 95 %)
- Gefäßentzündungen (selten)
- Risikofaktoren* ➤ Arteriosklerose

Symptome

Bei pAVK der Beine (beim Befall der Armarterien vergleichbare Symptome):

- Stadium I nach Fontaine-Ratschow
  - Kein Puls unterhalb des Verschlusses spürbar
  - Patienten können trotzdem beschwerdefrei sein
- Stadium II nach Fontaine-Ratschow
  - Belastungsabhängige Schmerzen unterhalb des Verschlusses, Schmerzen zwingen Pat. zum Anhalten, sog. Schaufenstergang (Claudicatio intermittens)
- Stadium III nach Fontaine-Ratschow
  - Füße blass u. kühl
  - Ruheschmerz insbesondere nachts
  - Wundheilungsstörungen
  - Gefühlsstörungen
- Stadium IV nach Fontaine-Ratschow
  - Zusätzlich Gewebsuntergang (Nekrosen)
  - Gangrän u. Ulzera (Ulcus cruris)

Therapie

- Risikofaktoren* behandeln bzw. minimieren
- Patientenaufklärung
- Stadium I–II: Gehstreckentraining mindestens 1–1½ Stunden pro Tag (bei Erreichen der Schmerzgrenze pausieren, bei Schmerzfreiheit weitergehen; kontraindiziert* in den Stadien III u. IV)
- Stadium III–IV medikamentös: Gabe von Medikamenten, die die Blutgerinnsel-(Thrombus-)Bildung unterbinden (Thrombozytenaggregationshemmung), z. B. mit Acetylsalicylsäure 100 mg tgl.
- Stadium III u. IV erfordern i. d. R. Maßnahmen zur Bildung neuer Kanäle, die den Blutfluss ermöglichen, z. B. lokale* Lyse, PTCA, Thrombendarteriektomie (TEA), Bypass-OP
- Amputation, wenn die Durchblutung trotz Therapie nicht mehr ausreichend ist

Hinweise zur Pflege

- ➤ Dekubitusprophylaxe

- Zum Gehtraining anregen, Gehtraining unterstützen
- Verletzungen u. Druckstellen vermeiden
- Bei arterieller Gefäßerkrankungen betroffene Extremität flach bzw. tief lagern; keine Hochlagerung! Patienten schlafen im Sitzen
- Extremitäten warmhalten, z. B. mit Wollsocken, Wattepackungen auch nachts
- Keine lokalen* Wärmeanwendungen, z. B. Heizkissen, Wärmeflasche, Vollbäder > 36 °C
- Keine einschnürenden Socken, keine engen Schuhe, keine Kompressionsstrümpfe oder -verbände, keine durchblutungsfördernden Salben verwenden
- Sorgfältige Haut- u. professionelle Fußpflege
- Schmerztherapie, Wundpflege (Wundmanagement)

Besondere Informationen

- Einteilung der pAVK:
  - Nach Lokalisation*: Becken-, Oberschenkel- u. Unterschenkeltyp
  - Nach Schweregrad: nach Fontaine-Ratschow
- Patienten mit diabetischer Nervenschädigung (Neuropathie, Diabetes mellitus) zeigen u. U. keine Symptome

Arteriosklerose

Krankhafte Verhärtung, Verdickung, Elastizitätsverlust der Arterienwand mit Lichtungseinengung oder Erweiterung der Arterie; syn. Atherosklerose; umgangssprachlich Arterienverkalkung

Ursachen

- Schädigung der Gefäßwand (Intima u. Endothel) führt zur Ausbildung eines Ödems* u. zur Anlagerung von Blutzellen u. Fettstreifen (Lipiden) in der arteriellen Gefäßwand
- Hauptrisikofaktoren:
  - Rauchen
  - Hypertonie
  - Fettstoffwechselstörungen
  - Höheres Lebensalter (m ≥ 45 J., w ≥ 55 J.)
  - Erbliche (genetische) Veranlagung
  - Diabetes mellitus
- Weitere Risikofaktoren*:
  - Adipositas
  - Bewegungsmangel
  - Psychischer* Stress
  - Männliches Geschlecht

Symptome

- Arterielle Gefäßverengungen u. -verschlüsse führen in den nachgeschalteten Organen zu Durchblutungsstörungen bis hin zum Gewebsuntergang (Infarkt)
- Je nach Lokalisation* entwickeln sich folgende Erkrankungen mit entsprechender Symptomatik:
  - Koronare Herzkrankheit
  - Periphere arterielle Verschlusskrankheit
  - Schlaganfall
  - Akute* Verschlüsse, z. B. der Bein-, Bauch- u. Leistenarterien
  - Arteriosklerotische Aneurysmen, v. a. in Bauchaorta u. Gehirnarterien
  - Durchblutungsstörungen der Eingeweidearterien

Therapie

- Behandlung u. Reduzierung aller beeinflussbaren Risikofaktoren*, z. B.
  - Bluthochdrucktherapie (➤ Hypertonie)
  - Blutzuckereinstellung (➤ Diabetes mellitus)
  - Cholesterinsenkung
  - Bewegung
  - Gesunde Ernährung (mediterrane Kost)
- Verbesserung des Blutflusses in den Arterien, z. B. durch
  - Medikamente
  - Bildung neuer Kanäle, die den Blutfluss ermöglichen oder Wiederherstellung der Durchgängigkeit des Gefäßes: Verfahren wie Ausräumung der Arterie (**T**hromb**e**nd**a**rteriekto-

  mie [TEA]), Bypass-OP, PTCA durch Gefäßerweiterung mittels Ballonkatheter u. anschließendes Einsetzen (Implantatieren) einer Gefäßstütze (Stent)
- Spezielle Therapie je nach Folgeerkrankung

Hinweise zur Pflege

- Spezielle Pflege je nach Folgeerkrankung
- Pat. über Risikofaktoren* u. Möglichkeiten, diese zu minimieren, beraten

Besondere Informationen

- Folgeerkrankungen der Arteriosklerose bilden in Industriestaaten die Haupttodesursache

Arthritis, rheumatoide

Chronisch entzündliche Erkrankung des Binde-, Stütz- u. Muskelgewebes; syn. chronische* Polyarthritis*

Ursachen

- Körpereigene Abwehr löst Umwandlungsprozess v. a. gegen körpereigenes Gelenkgewebe aus (Autoimmunreaktion) → Gelenkinnenhaut reagiert mit Schwellung (Ergussbildung) u. Wucherung ins Gelenk → Zerstörung u. Fehlbildung der Gelenke
- Auslöser sind unbekannt, familiäre Häufung zu beobachten

Symptome

- Meist schubweiser Verlauf:
  - Abgeschlagenheit
  - Schwitzen
  - Muskelschmerzen
  - Morgensteifigkeit des betroffenen Gelenke (mindestens 1 Stunde andauernd)
- Gelenke: druckschmerzhaft, schmerzhaft bewegungseingeschränkt, geschwollen u. überwärmt
- Schwellung (Erguss) der Gelenke u. Weichteile
- Symmetrischer* Gelenkbefall beider Körperhälften
- Zu Beginn meist Fingergrundgelenke u. -mittelgelenke sowie Handgelenke, später oft auch große Gelenke, evtl. auch Wirbelsäule betroffen
- Im weiteren Verlauf charakteristische Verformung der Gelenke mit Fehlstellungen (v. a. an den Händen):
  - Überstreckung im ersten (proximalen) Fingergelenk u. Beugung im Fingerendgelenk (Schwanenhalsdeformität)
  - Verfestigte (fixierte) Beugestellung im Mittelgelenk des Fingers u. Überstreckung im Endgelenk (Knopflochdeformität)
  - Finger zeigen in Richtung Kleinfingerseite (ulnare Deviation der Finger)
  - Rheumaknoten, Sehnenscheiden- (Tendovaginitis) u. Schleimbeutelentzündungen (Bursitis)

Therapie

- Im akuten* Schub:
  - Nichtsteroidale Antirheumatika u. Glukokortikoide zur kurzfristigen Schmerz- u. Symptomkontrolle
- Langfristig:
  - Entzündungshemmende Medikamente: lang wirksame Antirheumatika, z. B. Medikamente, die die

körpereigene Abwehrreaktion unterdrücken (Immunsuppressiva), Medikamente, die körpereigene Informationsaufnehmer oder Signalstoffe blockieren (Biologika)
- Physikalische Maßnahmen, v. a. Bewegungstherapie, Massage, Physiotherapie
- Operativ: Entfernung der Gelenkinnenhaut (Synovektomie) bei immer wieder auftretenden Ergüssen, ggf. Gelenkersatz

Hinweise zur Pflege

- Rheumapatienten leiden meist schon seit Jahren unter Schmerzen u. Einschränkungen der Beweglichkeit, psychische* Betreuung sehr wichtig
- Über Umgang mit Schmerzen beraten
- Über gelenkschonendes Verhalten beraten
- Physikalische Maßnahmen durchführen
  - Kälteanwendungen bei akut* entzündeten Gelenken
  - Wärmeanwendungen zwischen den entzündlichen Schüben
- Je nach Schwere u. Grad der Fehlbildung bei der Körperpflege unterstützen
- Hilfsmittel einsetzen, z. B. griffverstärktes Besteck, Anziehhilfen

Besondere Informationen

- Frauen 3-mal häufiger als Männer betroffen
- Altersgipfel 40.–50. Lebensjahr
- Krankheitshäufigkeit (Prävalenz) nimmt mit dem Alter zu
- Komplikationen*:
  - Entzündlicher Prozess befällt Gefäße u. innere Organe, z. B. Herzbeutelentzündung (Perikarditis), Brustfellentzündung (Pleuritis), Entzündungen der Blutgefäße (Vaskulitis)
  - Beteiligung von Körperorganen
  - Nebenwirkungen der antirheumatischen Therapie, z. B. Übelkeit, Erbrechen, Ulcus ventriculi, allergisches Asthma bronchiale

Arthrose

Degenerative Erkrankung eines Gelenks oder mehrerer Gelenke, z. B. Kniegelenks-(Gon-)Arthrose, Hüftgelenks-(Cox-)Arthrose*

Ursachen

- Natürlicher Alterungsprozess
- Fehl- u. Überbelastung durch
  - Knochenfehlstellungen
  - Sport, berufliche Tätigkeit
  - Übergewicht
  - Folgen eines Traumas*

Symptome

- Anfangs:
  - Spannungsgefühl u. Steifigkeit im betroffenen Gelenk
  - Wenige Minuten Anlaufschmerz nach Ruhephase, belastungsabhängige Schmerzen
- Fortgeschrittenes Stadium:
  - Nächtliche Schmerzen
  - Ruheschmerz
- Später:
  - Funktionseinbußen
  - Fehlbildungen
  - Instabilität
- Arthritis, wenn zusätzlich eine Entzündung hinzukommt

Therapie

- Symptomatisch*:
  - Schmerzlinderung, z. B. nichtsteroidale Antiphlogistika
  - Erhalt der Gelenkfunktion, Gelenkentlastung, z. B. Übergewicht abbauen, gelenkschonende Sportarten
  - Physiotherapie, z. B. Gehschule, Wärmeanwendungen (bei akuten* Entzündungen jedoch Kälteanwendungen)
  - Orthopädietechnik, z. B. Schuheinlagen, Handstock, Schienen, Bandagen
  - Operativ: Gelenkersatz

Hinweise zur Pflege

- Über gelenkschonendes Verhalten beraten
  - Kälteanwendungen bei akut* entzündeten Gelenken
  - Wärmeanwendungen zwischen den entzündlichen Schüben
- Bei der Körperpflege unterstützen (je nach Schwere u. Grad der Gelenkverformung u. Bewegungseinschränkung)
- ➤ Sturzprophylaxe

Besondere Informationen

- Verlauf: zunächst Abnutzung der Gelenkknorpeloberfläche, auf Dauer Zerstörung der gesamten Knorpelschicht u. der angrenzenden Knochengewebes
- Im Gegensatz zur Arthritis sind die Gelenke nicht entzündet, sondern durch Abnutzung oder Trauma* zerstört

Asthma bronchiale

Anfallsweise auftretende reversible Verengung der Atemwege (Bronchien) in unterschiedlicher Intensität (Stufe I–IV); syn. Bronchialasthma*

Ursachen

- Entzündung der Bronchien oder übersteigerte Reaktionsbereitschaft (Hyperreagibilität) der Bronchien infolge bestimmter Reize → Verengung (Obstruktion) der Bronchien
- Allergisches* Asthma, z. B. durch Tierhaare, Blütenpollen, Hausstaubmilben
- Nicht allergisches Asthma, z. B. durch
  - Infektion* der Atemwege
  - Chemische oder physikalische Reizung (Irritationen), z. B. durch kalte Luft, Rauch
  - Nebenwirkung von Schmerzmitteln (Analgetikaasthma), z. B. nach ASS
  - Rückfluss von saurem Magensaft in die Speiseröhre (gastroösophagealer Reflux, Refluxösophagitis)
  - Psychische* Faktoren
- Mischformen aus allergischem* u. nicht allergischem Asthma

Symptome

- Anfallsweise Atemnot (Dyspnoe)
- Husten, v. a. zu Anfallsbeginn
- Erschwerte, verlängerte Ausatmung mit Giemen
- Evtl. pfeifendes Atemgeräusch
- Meist zäher Auswurf
- Alarmsymptome:
  - Dauerspannung der Atemhilfsmuskulatur
  - Fehlendes Atemgeräusch
  - Blaufärbung (Zyanose) von Lippen oder Gesicht
  - Gestaute Halsvenen
  - Verlangsamte u. unregelmäßige Atmung
- Status asthmaticus: akuter* Anfall, der trotz Behandlung mit Medikamenten über 6–12 Stunden anhält (immer lebensbedrohlich)

Therapie

- Medikamentöse Stufentherapie:
  - Bedarfsmedikation* (Stufe I): Asthma-Spray, z. B. rasch wirksame inhalative Beta-Sympathomimetika*
  - Der Verengung entgegen wirkende (antiobstruktive) Dauermedikation (Stufe II–IV): Asthma-Sprays, z. B. Kortisonpräparate zur Inhalation oder lang wirkende Beta-Sympathomimetika*, in Tablettenform, z. B.

  Medikamente mit dem Wirkstoff Theophyllin oder Kortison
  - Schleimlösende Wirkstoffe (Sekretolytika), z. B. Acetylcystein (ACC) auf jeder Stufe möglich
- Auslöser erkennen u. meiden, Raucherentwöhnung, Asthmaschulung
- Hyposensibilisierung* bei allergischem* Asthma
- Ausreichend Flüssigkeitszufuhr zur Schleimlösung (Achtung: Flüssigkeitsbeschränkung z. B. bei Herzinsuffizienz)

Erstmaßnahmen im akuten* Anfall

- Pat. aufsetzen, beruhigen
- Vitalzeichenkontrolle
- 2–4 Hübe des Bedarfmedikamentes* (Beta-Sympathomimetika*) verabreichen, ggf. nach 10–15 Minuten wiederholen
- Arzt informieren

Hinweise zur Pflege

In anfallsfreier Phase:

- Pat. beraten über:
  - Atemtherapeutische Maßnahmen
  - Umgang mit Hilfsmitteln u. Medikamenten, z. B. Asthma-Spray
  - Verhalten im Notfall
- ➤ Pneumonieprophylaxe
- Auf ausreichende Flüssigkeitszufuhr achten, ggf. Trinkplan
- Beim Anfall:
- Erstmaßnahmen im akuten* Anfall einleiten
- Pat. nicht allein lassen, aufsetzen, beruhigen, Arme abstützen lassen, Kutschersitz, Lippenbremse
- Dokumentation: Dauer des Anfalles, Symptome, Maßnahmen

Besondere Informationen

- Allergisches* Asthma häufig bei Kindern, nicht allergische Form gehäuft im Alter
- Komplikationen*:
  - Status asthmaticus
  - Chronische* Bronchitis
  - Obstruktives Lungenemphysem
  - Rechtsherzinsuffizienz
- Bei geschulten Asthmatiker ist die Zahl schwerer Asthmaanfälle deutlich geringer als bei ungeschulten

Aszites

Ansammlung freier Flüssigkeit in der Bauchhöhle; syn. Bauchwassersucht

Ursachen

- Symptom einer meist fortgeschrittenen Erkrankung, bei der es aufgrund verschiedener Faktoren dazu kommt, dass Flüssigkeit in die Bauchhöhle gepresst wird, z. B.
  - Leberzirrhose (häufigste Ursache)
  - Rechtsherzinsuffizienz
  - Bösartige Tumoren*
  - Entzündungen im Bauchraum

Symptome

- Bei geringer Flüssigkeitsansammlung meist symptomlos
- Bei größerer Aszitesmenge:
  - Zwerchfellhochstand
  - Atemnot (Dyspnoe)
  - Schmerzen
  - Vorgewölbtes Abdomen mit hervortretendem Nabel
- Evtl. Nabelbruch (Nabelhernie)

Therapie

- Abhängig von der Ursache
- Punktion u. Ablassen der Flüssigkeit

Hinweise zur Pflege

- Gewicht regelmäßig (tgl.) kontrollieren
- Flüssigkeitsbilanzierung
- Bauchumfang tgl. an gleicher Stelle u. bei gleicher Lagerung messen
- Prophylaxen, v. a. ➤ Pneumonieprophylaxe wegen eingeschränkter Atmung
- Bei Ganzkörperwaschung helfen

Besondere Informationen

- Komplikation: Infektion des Bauchfelles mit Darmbakterien → Bauchfellentzündung (Peritonitis)

Bandscheibenvorfall

Verlagerung oder Austreten von Gewebe des Gallertkerns (Nucleus pulposus) der Bandscheibe; syn. Bandscheibenprolaps

Ursachen

- Schädigung des Knorpelgewebes durch akute* oder chronische* Belastung, z. B.
  - Dauerhafte Fehlbelastung
  - Übergewicht
  - Plötzliche, schädigende Bewegungen wie etwa schweres Heben, Bücken, Drehen

Symptome

- Hervorgerufen durch Druck (Kompression) auf die Spinalnerven; je nach Lokalisation* des Bandscheibenvorfalls in unterschiedlichen Bereichen, z. B.
  - Kompression des Ischiasnerven im Lendenwirbel- bzw. Kreuzbeinbereich mit Schmerzen im Lenden- bzw. Kreuzbeinbereich und Ausstrahlung in ein Bein (Ischialgie)
  - Kompression der Spinalnerven im Halswirbelbereich mit Schmerzen im Halswirbelbereich und in der Schulter bzw. Arm (Zervikobrachialsyndrom, Schulter-Arm-Syndrom)
- Schmerzen
- Sensibilitätsstörungen wie Missempfindungen (Kribbelparästhesien) oder Taubheitsgefühl
- Abschwächung der Reflexe, Lähmungserscheinungen

Therapie

- Gabe von entzündungs- u. schmerzhemmenden Arzneimitteln
- Physiotherapie, Elektrotherapie*
- Bandscheiben-OP

Hinweise zur Pflege

- Bei Ischialgie:
  - Stufen- bzw. Flachlagerung des betroffenen Beines
  - ➤ Dekubitusprophylaxe
- Durch Einschränkung der Beweglichkeit Gefahr eines Immobilitätssyndroms, deshalb regelmäßige Mobilisation, Physiotherapie
- Postoperative* Pflege:
  - Beobachtung u. Pflege der Operationswunde
  - Pflegebett auf eine Höhe fahren, die ein besonders einfaches Ein- u. Aussteigen ermöglicht
  - Unterstützung bei den AEDL
  - Wenn Pat. für einige Wochen nicht sitzen darf: beim Essen im Liegen oder Stehen unterstützen

- Bei zeitweiligem Kontrollverlust der Blasenfunktion: Inkontinenzversorgung (➤ Harninkontinenz)

Besondere Informationen

- Bandscheibenvorfall kann auch ohne Beschwerden ablaufen

Basaliom

Tumor der Haut, der das umliegende Gewebe zerstört u. schnell wächst, aber keine Tochtergeschwülste (Metastasen) bildet (semimaligner Tumor*); syn. Basalzellkarzinom*

Ursachen

- Geht von Zellen der Oberhaut (Epidermis) aus
- Tritt gehäuft an Stellen auf, die dem Licht ausgesetzt (lichtexponiert) sind, z. B. am Kopf oder Hals

Symptome

- Vielgestaltiges Aussehen, z. B.
  - Knotiges Wachstum: durchscheinend, wachsgelb bis graurötlich, halbkugelig
  - Geschwürig zerfallendes Wachstum

Therapie

- Chirurgische Entfernung evtl. mit vollständigem chirurgischen Verschluss der Wunde mittels spezieller Techniken (plastische Deckung)

Hinweise zur Pflege

- Gesprächsangebote machen, Ängste u. Unsicherheiten erfragen
- Pat. über den Heilungsverlauf aufklären
- Evtl. bei der Körperpflege unterstützen
- Hautpflege

Besondere Informationen

- Tritt meistens nach dem 60. Lebensjahr auf
- Rezidive* sind möglich

Bechterew-Erkrankung

Entzündlich-rheumatische Allgemeinerkrankung, hauptsächlich betroffen ist die Wirbelsäule einschließlich der gelenkigen Verbindung mit dem Beckenring, Beteiligung der Gliedmaßengelenke möglich; syn. Spondylitis ankylosans, Morbus Bechterew*

Ursachen

- Unbekannte Ursache, vermutlich erbliche (genetische) Faktoren

Symptome

- Frühsymptome:
  - Tief sitzender Rückenschmerz
  - Frühmorgendliches Schmerzmaximum zwingt Pat. zum Aufstehen
  - Nächtliche u. morgendliche Steifigkeit
  - Besserung der Schmerzen nach Bewegung
  - Schmerzhafte u. entzündete Sehnenansätze
- Mögliche Spätsymptome:
  - Beteiligung peripherer* Gelenke, v. a. untere Extremitäten u. große Gelenke
  - Schmerzen beim Husten, Niesen, Pressen
  - Wirbelsäulenversteifung u. zunehmender Verkrümmung (Kyphose), umgangssprachlich Buckelbildung
  - Versteifung des Brustkorbes (Thorax) mit eingeschränkter Atmung
  - Charakteristische Haltung: stark vorgebeugter Rumpf, Beugestellung der Hüft- u. Kniegelenke, starke Mitbewegungen der Arme beim Gehen

Therapie

- Symptomatische* Therapie:
  - Lebenslang tgl. physiotherapeutische Übungen
  - Medikamentöse Schmerz- u. Entzündungshemmung (➤ Arthritis, rheumatoide)
  - Eventuell im Endstadium Aufrichtungs-OP der Wirbelsäule

Hinweise zur Pflege

- Dem Alter u. der Bewegungsfähigkeit angemessene Bewegungsübungen
- Atemgymnastik
- ➤ Pneumonieprophylaxe
- Bei zunehmender Bewegungseinschränkung ➤ Sturzprophylaxe
- Bei Wirbelsäulenverkrümmung auf entsprechende Kleidung achten

- Nach vorn gebeugte Körperstatur → veränderter Blickwinkel: auf entsprechende Umfeldgestaltung achten
- Unterstützung bei den AEDL

Besondere Informationen

- Erkrankungsbeginn v. a. im 16.–40. Lebensjahr
- Schubweiser, sehr unterschiedlicher Verlauf, meist über Jahrzehnte
- Erkrankung nicht heilbar, kann aber in jedem Stadium zum Stillstand kommen
- Im Endstadium starke Bewegungseinschränkung möglich

Blutungen, intrakranielle

Blutung innerhalb des Schädels (intrakraniell)

Ursachen

- Traumatisch* bedingt (Schädel-Hirn-Trauma)

Symptome

- Keine Frühsymptome, i. d. R. sind Erstsymptome Spätsymptome
- Epidurales Hämatom:
  - Blutung zwischen harter Hirnhaut (Dura mater) u. Schädelknochen
  - Anfangs Bewusstseinsstörung, dann beschwerdefreie Zwischenzeit (Intervall) mit anschließender Eintrübung u. Koma*
  - Halbseitenlähmung (Hemiparese)
  - Erweitere Pupille (Mydriasis) auf der Seite der Blutung
- Subdurales Hämatom:
  - Blutung zwischen harter Hirnhaut (Dura mater) u. Spinnwebshaut (Arachnoidea)
  - Kopfschmerzen
  - Bewusstseinsstörung bis zum Koma*
  - Halbseitenlähmung (Hemiparese)
  - Erweiterte Pupille
  - Gesteigerter Hirndruck
  - Chronischer* Verlauf möglich (Tage bis Wochen bis zum Auftreten der typischen Symptome)
- Subarachnoidalblutung:
  - Blutung aus den an der Hirnbasis liegenden arteriellen Gefäßen (Circulus arteriosus Willisii) in den Raum unterhalb der Spinngewebshaut (Subarachnoidalraum)
  - Äußerst starke Kopfschmerzen („Vernichtungskopfschmerz“)
  - Nackensteifigkeit
  - Bewusstseinsstörung

Therapie

- Notfall
- Neurochirurgische Versorgung

Hinweise zur Pflege

- Pat. nicht alleine lassen
- Arzt informieren
- Vitalzeichenkontrolle
- Dokumentation

Besondere Informationen

- Symptomatik kann der eines Schlaganfalles gleichen → bei V. a. Schlaganfall sofortige Krankenhauseinweisung
- Blutung innerhalb des Gehirns (intrazerebral) ➤ Schlaganfall

Bronchialkarzinom

Bösartiger Tumor der Atemwege (Bronchien)t; syn. bronchogenes Karzinom*, Lungenkarzinom*

Ursachen

- Einatmen (Inhalation) von Zigarettenrauch (85 % aller Fälle), auch passiv
- Inhalation anderer Gifte, z. B. Asbest, Chrom, Ruß

Symptome

- Keine Frühsymptome, i. d. R. sind Erstsymptome Spätsymptome
  - Chronischer* Husten, später auch Bluthusten (Hämoptyse)
  - Immer wiederkehrende pulmonale Infekte*
  - Atemnot (Dyspnoe)
  - Leistungsabfall
  - Gewichtsverlust
  - Fieber, Nachtschweiß
  - Veränderte Hormonausschüttung, die zu zusätzlichen Symptomen führen kann (paraneoplastische Symptome), z. B. Stiernacken, Stammfettsucht, „Vollmondgesicht", Blutzuckererhöhung (vermehrte Kortisolproduktion = Cushing-Syndrom)
- Spätstadium:
  - Hustenattacken
  - Atemnot (Dyspnoe)
  - Schmerzen u. Symptome je nach Wachstum (z. B. Heiserkeit bei Befall des Stimmnervs [Nervus recurrens]) u. Ort, an dem Tochtergeschwülste gebildet wurden (Metastasierungsort, z. B. Knochen, Hirn, Leber, Nebenniere)

Therapie

Stadium u. Art des Tumors* therapieentscheidend:

- ⅔ aller Patienten können bei Diagnosestellung bereits nicht mehr operiert werden
- Kurativ*:
  - OP im Frühstadium u. bei nicht kleinzelligen Karzinomen*
  - Entfernung eines Lungenlappens (Lobektomie) oder Lungenflügels (Pneumektomie)
  - Postoperativ* ggf. Strahlentherapie*
- Palliativ*:
  - Lasertherapie, Chemotherapie*, Strahlentherapie*, ggf. palliative* OP
  - Einsetzen (Implantation) einer Stütze zum Offenhalten der Atemwege (Stent)
  - Unterstützende Begleitmedikation

- Schmerztherapie
- Maßnahmen zur Verbesserung der Lebensqualität, z. B.
  - Physiotherapie
  - Heimsauerstoff

Hinweise zur Pflege

- Betroffene meist unerwartet mit Diagnose konfrontiert:
  - Pat. nach seinen Ängsten u. Sorgen fragen, psychisch* betreuen
  - Bei seelischer Verarbeitung unterstützen, z. B durch Vermittlung weiterer Ansprechpartner (Seelsorger, Psychologe)
- Pflege je nach Stadium der Erkrankung:
  - Unterstützung bei AEDL
  - ➢ Pneumonieprophylaxe
  - ➢ Soor- u. Parotitisprophylaxe
  - ➢ Dekubitusprophylaxe
  - Expertenstandard Mangelernährung beachten
- Pat. über Chemotherapie* u. Strahlentherapie* informieren, z. B.:
  - Haarausfall u. Neuwachstum
  - Schutz vor Infekten
  - Umgang mit Übelkeit u. Erbrechen
  - Hautveränderungen
  - Veränderungen der Mundschleimhaut
  - Pflege der bestrahlten Haut
  - Ruhe nach Bestrahlung*
- Wirksamkeit der Schmerztherapie erfragen, evtl. Pat. Schmerztagebuch führen lassen

Besondere Informationen

- Häufigster bösartiger Tumor* (25 % aller Krebstodesfälle)
- Männer häufiger betroffen als Frauen
- Nach Zellart wird unterschieden:
  - Kleinzelliges Bronchialkarzinom (25 %)
  - Plattenephitelkarzinom (40 %)
  - Adenokarzinom (25 %)
  - Großzelliges Bronchialkarzinom (10 %)
- Prognose*: 5-Jahres-Überlebensrate beträgt nur 5 %; auch bei kurativer* Therapie < 25 %

Bronchitis

*Akute** oder *chronische* Entzündung der Schleimhaut der Atemwege (Bronchialschleimhaut)*

Ursachen

- Akute* Bronchitis:
  - Meist Infektion* durch Viren, z. B. Grippe-(Influenza-)Viren (sekundäre* Infektion* mit Bakterien möglich)
  - Im Rahmen anderer Erkrankungen, z. B. Masern, Keuchhusten, Scharlach
  - Selten: Reizstoffe (Gase, Stäube), Pilze
- Chronische* Bronchitis:
  - Schädigung der Bronchialschleimhaut über einen längeren Zeitraum, zu 90 % durch Rauchen
  - Entzündungen, Belastungen durch Einatmen von Reizgiften

Symptome

- Akute* Bronchitis:
  - Schmerzhafter Reizhusten
  - Zäher Auswurf
  - Allgemeines Krankheitsgefühl, z. B. Kopf-, Glieder-, u. Muskelschmerzen
  - Fieber, Frösteln
- Chronische* Bronchitis:
  - Sog. Raucherhusten (schleimig-weißer Auswurf) ohne weitere Beschwerden über einen bestimmten Zeitraum
  - Später Verengung (Obstruktion) mit zunehmender Atemnot bei Belastung (Belastungsdyspnoe)
  - Leistungsabfall
  - Übergang zur Chronisch obstruktiven Lungenkrankheit (COLD = chronic obstrictive lung disease = chronic obstructive pulmonary disease = COPD)
  - Infektbedingte Verschlechterung (Exazerbationen)

Therapie

- Bronchialschleim verflüssigen (Sekretolyse) durch Inhalationen u. schleimlösende Medikamente (Mukolytika), z. B. Acetylcystein (ACC), Ambroxol
- Hustenstillende Medikamente sind nur in Ausnahmefällen angezeigt, da sie das Abhusten des ansteckenden (infektiösen) Schleims behindern
- Nikotinkarenz
- Bei bakterieller Infektion*: gegen Bakterien wirksame Medikamente (Antibiotika)
- Bei chronischer* Form zusätzlich:
  - Bronchienerweiternde Bedarfstherapie* oder Dauertherapie nach Stufenplan (➤ Asthma bronchiale), ggf. O_2-Dauertherapie
  - Pneumokokken- u. Influenzaimpfung
  - Physiotherapie: Atem- u. Hustentechnik

Hinweise zur Pflege

- Schleimlösende Maßnahmen
- Hustenreiz lindern, z. B. durch Trinken warmer Flüssigkeiten (Achtung: Flüssigkeitsbeschränkung z. B. bei Herzinsuffizienz)
- Inhalationen, Einreibungen, Wickel
- ➢ Lungenemphysem

Besondere Informationen

- Akute* Virusbronchitis heilt i. d. R. folgenlos aus; chronische* Bronchitis ohne Verengung (Obstruktion) noch reversibel*
- Komplikationen* bei akuter* Bronchitis:
  - Bronchopneumonie
  - Verschlechterung einer vorbestehenden Herzinsuffizienz
- Chronische* Bronchitis besteht gemäß Weltgesundheitsorganisation (WHO), wenn in 2 aufeinander folgenden Jahren an den meisten Tagen von mindestens 3 Monaten Husten u. Auswurf besteht
- Komplikationen* bei chronischer* Bronchitis:
  - Akute* Verschlechterung der Symptomatik durch zusätzliche bakterielle Infektion* (Exazerbation)
  - Ateminsuffizienz
  - Rechtsherzinsuffizienz

Craurosis vulvae

Narbige Umwandlung der Scheidenschleimhäute mit Schrumpfungsprozess (Dystrophie); syn. Vulvadystrophie, Lichen sclerosus et atrophicus vulvae, Weißfleckenkrankheit

Ursachen

- Körpereigene Abwehr löst Umwandlungsprozess aus (Autoimmunerkrankung)

Symptome

- Porzellanartige Weißfärbung u. Verhornungen im betroffenen Hautbereich
- Starker Juckreiz

Therapie

- Medikamentöse Therapie mit Salben, z. B. Hormone (Androgene oder Östrogene) oder Kortison
- Operative Therapie bei Übergang in bösartige (maligne) Verlaufsform

Hinweise zur Pflege

- Salbenbehandlung regelmäßig durchführen
- Intimpflege
- Mögliche Zeichen für eine Infektion* beachten
- Verlauf beobachten u. dokumentieren

Besondere Informationen

- Vorstufe einer Krebserkrankung (Präkanzerose)
- Komplikationen*:
  - Schmerzhafte Einrisse
  - Übergang in Karzinom*

Dehydratation

Abnahme des Körperwassers, Folge: Austrocknung (Exsikkose)

Ursachen

- Gesteigerte Wasserabgabe über Niere, Magen-Darm-Trakt (Durchfall, Erbrechen) Lunge oder Haut (Schwitzen) ohne entsprechende Zufuhr
- Mangelndes Durstgefühl → mangelnde Flüssigkeitszufuhr insbesondere bei älteren Menschen

Symptome

- Verminderter Spannungszustand der Haut (Turgor) mit stehenden Hautfalten
- Trockene Schleimhäute, v. a. sichtbar an der Zunge
- Verwirrtheit, Bewusstseinseintrübung
- Volumenmangel mit Blutdruckabfall, Anstieg der Herzfrequenz, Gefahr eines Schocks*
- Verminderte Urinausscheidung (Oligurie)
- Vermehrtes Durstgefühl

Therapie

- Ursache beseitigen
- Flüssigkeitsbilanzierung
- Flüssigkeitszufuhr (perkutan*, intravenös*)

Hinweise zur Pflege

- Risikofaktoren* des Pat. beachten
- Flüssigkeitszufuhr kontrollieren
- Vitalzeichenkontrolle
- Hautpflege
- ➤ Dekubitusprophylaxe
- ➤ Pneumonieprophylaxe
- ➤ Obstipationsprophylaxe
- ➤ Sturzprophylaxe
- Dokumentation: Dauer, Symptome, Maßnahmen

Besondere Informationen

- Besonders gefährdet:
  - Bettlägerige Menschen
  - Menschen mit Demenz
  - Ältere Menschen bei Hitzeperiode

Dekubitus

Schädigung bzw. Zerstörung der Haut (Kutis) u. des Unterhautfettgewebes (Subkutis) durch äußere Druckeinwirkung; syn. Druckgeschwür; umgangssprachlich: Durchliegen, Wundliegen

Mazeration, Nekrose

Ursache

- Druck von außen vermindert den Blutfluss u. führt zur lokalen* Minderdurchblutung des Gewebes
- Risikofaktoren*:
  - Altershaut
  - Harninkontinenz
  - Stuhlinkontinenz
  - Immobilität, Bettlägerigkeit
  - Mangelernährung, Untergewicht, Auszehrung (Kachexie)
  - Gefäßerkrankungen (z. B. arterielle Verschlusskrankheit)
  - Lähmungen (z. B. nach Schlaganfall)
  - Vermindertes Schmerz- bzw. Druckempfinden der Haut (Hypalgesie, Hypästhesie)

Symptome

- Grad 1: lokale* Rötung bei unversehrter (intakter) Haut
- Grad 2: Schädigung der Haut mit Blasenbildung, Entstehung eines stark nässenden, schmerzenden, infektanfälligen Hautdefektes möglich
- Grad 3: Schädigung bzw. Zerstörung von Haut u. Unterhautfettgewebe, Muskeln, Sehnen u. Knochen können sichtbar sein (Dekubitalulkus)
- Grad 4: Zerstörung von Haut u. Unterhaut mit Schädigung des darunterliegenden Gewebes wie Muskeln, Sehnen, Knochen (Dekubitalulkus), Schwarzfärbung abgestorbener Gewebebezirke (Gangrän)
- Besonders betroffen: Körperstellen, an denen der Knochen direkt unter der Haut u. dem Unterhautfettgewebe liegt, z. B. Ferse, Kreuzbein, großer Rollhügel (Trochanter major), Ohrmuschel

Therapie

Abhängig vom Grad der Schädigung:

- Grad 1
  - Hautpflege
  - Freilagerung
- Grad 2 u. mehr:
  - Wundpflege mit Wundsäuberung
  - Einbringen entzündungshemmender u. wachstumsfördernder Wirkstoffe
  - Chirurgische Abtragung der abgestorbenen Gewebebezirke
- Risikofaktoren* vermindern

Hinweise für die Pflege

- Einschätzung des Dekubitusrisikos über Braden- oder Norton-Skala
- ➤ Dekubitusprophylaxe
- Inkontinenzversorgung zeitnah durchführen
- Ausreichende Ernährung sicherstellen
- Ausreichende Flüssigkeitsversorgung sicherstellen
- Fingertest zur Ersteinschätzung: mit dem Finger die gerötete Stelle eindrücken
  - Weißfärbung nach Wegnahme des Fingers → kein Dekubitus
  - Bleibende Rotfärbung → Dekubitus Grad 1
- Wundmanagement; ggf. Wundmanager hinzuziehen
- Lückenlose Dokumentation:
  - Entstehung
  - Lokalisation* u. Größe
  - Behandlungsmethoden
  - Verlauf der Heilung

Besondere Informationen

- Nach vorsichtiger Schätzung erleiden pro Jahr ca. 400.000 Menschen in Deutschland einen behandlungsbedürftigen Dekubitus

Delir : Organisches Psychosyndrom

Steht für alle plötzlich auftretenden psychischen Störungen, die durch eine veränderte Bewusstseinslage, eine gestörte Aufmerksamkeit u. Orientierung, durch Halluzination u. Wahn gekennzeichnet sind; syn. Verwirrtheitszustand*

Ursachen

- Zusammentreffen mehrerer Faktoren (multifaktoriell), anlagebedingte (prädisponierende) Faktoren:
  - Hohes Alter
  - Eine bereits vorhandene Demenzerkrankung
  - Zusätzliche körperliche Erkrankungen
- Auslösende Faktoren:
  - Schädel-Hirn-Trauma
  - Tumoren* im Gehirn
  - Hirnhaut- bzw. Hirnentzündungen
  - Epilepsie
  - Entzugssyndrome, z. B. Alkohol, Sauerstoffmangel
  - Medikamentennebenwirkungen, z. B. bei beruhigend wirkenden (sedierenden) Medikamenten wie Benzodiazepine (Diazepam), Neuroleptika, Medikamenten gegen Depressionen (Antidepressiva)
  - OP

Symptome

- Plötzlicher Beginn
- Gestörtes Bewusstsein: verminderte Wachheit, vermehrte Schläfrigkeit, Benommenheit, Koma* (selten)
- Aufmerksamkeits- bzw. Konzentrationsstörungen
- Orientierung z. B. zur Zeit gestört
- Verkennen der Realität
- Unlogisches Hintereinandersetzen von Gedanken (Halluzination, Wahn)
- Gestörter Schlaf- u. Wachrhythmus
- Geänderte Psychomotorik (Verhaltensweisen bzw. Bewegungsabläufe, die durch psychische* Vorgänge, z. B. Stimmungen, bedingt sind):
  - Bewegungsarmut bis zur Bewegungslosigkeit (Apathie)
  - Massive Erregung mit Bewegungsdrang u. Unruhe
  - Sprachstörung
  - Aggresivität
  - Affektstörung

Therapie

- Notfall: Klinikeinweisung
- Beseitigung der Ursachen bzw. Grunderkrankungen
- Kontrolle der Vitalwerte
- Flüssigkeitsbilanzierung
- Medikamentengabe, z. B. Neuroleptika

Hinweise zur Pflege

- Regelmäßiger Ablauf der Pflege
- Häufige persönliche Ansprache
- Bezugspflege
- Orientierungshilfen geben:
  - Uhr
  - Kalender
  - Tür- u. Namensschilder mit verständlichen Symbolen versehen

↳ ROT

- Beleuchtungsverhältnisse, die dem Tag-Nacht-Rhythmus entsprechen
- Unterstützung bei den AEDL

Besondere Informationen

- Ein Delir kann Tage, Wochen oder Monate andauern

Organische Ursachen psychischer Symptome

1. Toxisch 2. Ischämie 3. Blutung 4. Tumor 5. Trauma 6. Entzündung

Risikofaktoren:

- Demenz - hohes Lebensalter - Alkohol - Sehbehinderung, - Schwerhörigkeit

Demenz

Chronisch fortschreitende Erkrankung des Gehirns mit Verlust des Gedächtnisses u. des Denkens (kognitiver Fähigkeiten), die eine selbstständige Alltagsgestaltung zunehmend einschränken bzw. unmöglich machen*

Ursachen

- Primäre* Form:
  - Abbauprozesse im Gehirn = degenerative* Demenz
  - Gefäßveränderungen = vaskuläre* Demenz
- Sekundäre* Form, als Folge anderer Erkrankungen:
  - Hirntumor
  - Hirnentzündung (Enzephalitis)
  - Alkoholkrankheit
  - Pakinson
  - HIV

Symptome

- Verläuft in Stadien (➤ Alzheimer Krankheit)
- Desorientierung zur Situation, Ort, Zeit u. zur Person (Biografieverlust)
- Störung im Gefühlsbereich:
  - Vermehrte Ängstlichkeit
  - Reizbarkeit
  - Aggressives Verhalten
  - Depressivität
- Veränderter Antrieb:
  - (Bewegungs-)Unruhe
  - Getriebenheit
  - Antriebslosigkeit (Apathie)
- Halluzination, Wahn
- Verlust der Sprache
- Gestörter Schlaf- u. Wachrhythmus

Therapie

- Heilung nicht möglich
- Verlaufsverzögerung durch Gabe von Medikamenten gegen Demenz (Antidementiva), z. B. Donepezil, Galantamin, Rivastigmin, Memantin, Ginkgo-biloba-Extrakt
- Symptomlinderung, z. B. von Verhaltensauffälligkeiten u. Schlafstörungen durch Gabe von Neuroleptika

Hinweise zur Pflege

- Pflegetherapeutische Maßnahmen in Abhängigkeit vom Stadium:
  - Gedächtnistraining
  - Realitätsorientierungstraining (ROT)
  - Erinnerungspflege, Biografiearbeit
  - Snoezelen
  - Basale Stimulation
  - Validation
- Weglauftendenz beachten
- Gefahr der Schluckstörung: Aspirationsprophylaxe

- Prophylaxen ressourcenorientiert: ➤ Sturzprophylaxe, ➤ Pneumonieprophylaxe
- Bei Immobilität: ➤ Kontrakturenprophylaxe, ➤ Dekubitusprophylaxe
- Unterstützung bei den AEDL je nach Bedarf
- Angehörige in die Pflege einbeziehen
  - Angehörige beraten
  - Angehörige über Selbsthilfegruppen informieren

Besondere Informationen

- Das Risiko an einer Demenz zu erkranken, nimmt mit dem Alter zu:
  - Bei 65–69-Jährigen sind es 1,2 %
  - Bei 75–79-Jährigen sind es 6 %
  - Bei 85–89-Jährigen sind es 23,9 %
- Krankheitsbeginn meist vor dem 65. Lebensjahr, selten nach 75. Lebensjahr
- Spezielle Diagnoseverfahren (Assessment):
  - Mini-Mental-State nach Folstein
  - Reisbergskala zum Assessment der Alzheimer Demenz
  - Zeichnen einer Uhr (Clock-Completion-Test)
- Häufigste Demenz-Erkrankung: Alzheimer-Krankheit
- Weitere Demenz-Erkrankungen:
  - Frontotemporale Demenz; syn. Stirnhirndemenz (im Vordergrund stehen die Veränderungen der Persönlichkeit u. des Sozialverhaltens: Distanz zu anderen Menschen geht verloren, Verhalten in der Gruppe verändert sich, sprachliche Enthemmung [Verwendung von Redewendungen, die vorher nicht benutzt wurden], später ständiges Wiederholen des gerade Gehörten [Echolalie])
  - Vaskuläre* Demenz, z. B. Multiinfarktdemenz (gekennzeichnet durch viele Schlaganfälle), Binswanger-Krankheit (bedingt durch Hypertonie u. Arteriosklerose)

* – CT – Neurologische Untersuchungen
– Bluntersuchungen

Depression

Psychische Störung im Bereich von Gefühlsregung bzw. Emotion u. Stimmung bis zum Verlust der Fähigkeit, Freude oder Trauer zu empfinden (deprimere: nieder-, herabdrücken), früher Gemüts- bzw. Seelenkrankheit*

Ursachen

- Mehrere Faktoren (multifaktoriell):
  - Erblich (genetisch) bedingt
  - Soziale Faktoren, z. B. Verlust der Arbeit, Verlust des Partners, körperliche Erkrankungen
  - Psychische* Einflüsse, z. B. Stress oder belastende Ereignisse
  - Biologische Faktoren, z. B. Lichtmangel
- Ungleichgewicht von Botenstoffen (Transmitter) im Gehirn, z. B. Serotonin, Noradrenalin

Symptome

- Gedrückte Stimmung, Freudlosigkeit, Niedergeschlagenheit
- Antriebs- u. Interessenlosigkeit
- Rückzug
- Konzentrationsstörungen
- Negative Sicht auf eigene Person, Vergangenheit u. Zukunft
- Selbsttötungs-(Suizid-)Gedanken
- Verminderter oder gesteigerter Appetit
- Einschlaf- bzw. Durchschlafstörungen, leichte Ermüdbarkeit
- Schmerzen
- Symptome halten mindestens 14 Tage an, können durch äußere Einflüsse nicht behoben werden
- Unterschiedliche Schweregrade, abhängig von Anzahl der Symptome:
  - Leichte, mittlere, schwere depressive Episode
  - Bei schwerer Depression zusätzlich Wahn u. Halluzination
- Chronische* Verläufe möglich

Therapie

- Medikamente gegen Depressionen (Antidepressiva):
  - Serotoninwiederaufnahmehemmer, z. B. Fluoxetin
  - Tricyclische Antidepressiva, z. B. Amitriptylin
  - Pflanzliche Antidepressiva, z. B. Johanniskraut-Extrakt
- Vorsicht: Wirkungseintritt der Medikamente ca. 10–30 Tage nach Beginn der medikamentösen Therapie; v. a. zu Beginn der Therapie Gefahr eines Suizids
- Psychotherapie*: Verhaltenstherapie, Gesprächspsychotherapie
- Schwere Formen: stationäre Behandlung

Hinweise zur Pflege

- Verständnis zeigen
- Gesprächsangebote machen; Pat. schrittweise anleiten, nicht überfordern
- Primär* über Lösungen sprechen, nicht über Mängel
- Angehörige einbeziehen
- Beziehungsaufbau durch biografische Anamnese*
- Festen Behandlungsrahmen einhalten
- Grenzen ausloten u. einhalten
- Erkennen herannahender Suizidgefahr, Aussagen des Pat. immer ernst nehmen
- Pat. behilflich sein, gleichzeitig darauf achten, ihm nichts abzunehmen, was er selbst kann
- Je nach körperlichen Auswirkungen sind Prophylaxen nötig:
  - ➤ Pneumonieprophylaxe
  - ➤ Obstipationsprophylaxe
  - ➤ Sturzprophylaxe

Besondere Information

- Häufigkeit im Alter: ca. 9 % (fast jeder 10.) der über 70-jährigen Menschen leidet an einer Depression (Berliner Altersstudie 1996)
- Häufigkeit insgesamt:
  - Ca. 10 Millionen Bundesbürger haben eine Depression
  - Ein Drittel aller Frühberentungen bei Frauen sind in Deutschland auf seelische Erkrankungen zurückzuführen
  - 2020 wird die Depression die zweithäufigste Erkrankung weltweit sein (Weltgesundheitsorganisation)
- 60–70 % aller depressiv erkrankten Menschen leiden unter Suizidgedanken
- 45–70 % aller Menschen, die durch einen Selbstmord verstarben, litten an einer Depression (es führen mehr Männer als Frauen einen Suizid durch, die Anzahl der älteren Männer überwiegt)

Deprivation

Beschreibt einen Zustand, der durch Mangel, Entbehrung oder Vereinsamung (Isolation) gekennzeichnet ist, z. B. Nahrungs- oder Schlafdeprivation, sensorische Deprivation (Fehlen von Sinnesreizen), Fehlen von Zuwendung u. sozialen Kontakten (soziale Deprivation)

Ursachen

- Vereinzelung bzw. Vereinsamung (Isolation)
- Mangelnde Pflege
- Mangelnde körperliche u. sinnliche (Sehen, Hören) Anregung
- Vernachlässigung
- Isolationshaft, Folter

Symptome

- Denkstörungen, z. B. Wahn
- Konzentrationsstörungen
- Depressives Syndrom*
- Halluzination
- Persönlichkeitsveränderungen

Therapie

- Beseitigung der Ursachen
- ➤ Deprivationssyndrom

Hinweise für die Pflege

- Besonders gefährdet: Menschen, die bettlägerig sind u. in einem Einzelzimmer leben
- Räume so gestalten, dass bettlägeriger Mensch über seine Sinne angesprochen wird
  - Bilder in sein Blickfeld bringen
  - Musik erklingen lassen
  - Gerüche wahrnehmen lassen, z. B. durch Duftkissen, Duftlampen
- Sinneswahrnehmungen anregen
- Basale Stimulation
- Pat. immer wieder anschauen, ansprechen, berühren
- Nach Reizen suchen, auf die der Pat. besonders anspricht

Besondere Informationen

- Entwicklung eines psychischen* Hospitalismus (Deprivationssyndrom) möglich (negative seelische u. körperliche Veränderungen als Folge eines längeren Heim- oder Krankenhausaufenthaltes)

Deprivationssyndrom

Ein Krankheitsbild, das durch chronische Deprivation ausgelöst wird u. durch körperliche u. psychische* Veränderungen gekennzeichnet ist; syn. Hospitalismus*

Ursachen

- Fehlen von sozialen Kontakten u. Zuwendung = soziale Deprivation
- Fehlen von Sinnesreizen = sensorische Deprivation

Symptome

- Symptomtrias:
  - Angst
  - Aggressivität
  - Kontaktschwäche
- Denkstörungen, z. B. Wahn, Halluzination
- Konzentrationsstörungen
- Depressives Syndrom*
- Sich wiederholende Bewegungsabläufe (Stereotypien)
- Sich selbst schädigendes Verhalten
- Persönlichkeitsveränderungen
- Erhöhte Krankheitsanfälligkeit
- Motorische Verlangsamung
- Emotionale Stumpfheit

Therapie

- Psychotherapie*
- Medikamentöse Therapie, z. B. Medikamente gegen Depressionen (Antidepressiva), Neuroleptika

Hinweise zur Pflege

- > Deprivation

Besondere Informationen

- > Deprivation

Dermatomykose

Infektion der Haut, Haare u. Nägel durch Pilze (Mykose); syn. Hautpilzinfektion*

Ursachen

- Pilze (Dermatophyten)
- Schimmelpilze
- Hefen (Candida albicans)
- Risikofaktoren*:
  - Feuchträume, z. B. Hautfalten
  - Schlechter Allgemeinzustand
  - Übergewicht
  - Diabetes mellitus
  - Verunreinigung durch Harn, Stuhl

Symptome

Je nach befallenem Hautbezirk u. Erreger

- Dermatophyten:
  - Gesamter Körper kann betroffen sein (Tinea corporis): runde, leicht geschwollene, gerötete am Rand schuppende Hautbezirke, die ineinander übergehen können
  - Am Kopf (Tinea capitis): runde, haarlose Stellen am Kopf mit gräulichen Schuppen
  - Im Leistenbereich (Tinea inguinalis): an der Haut gerötete Flecken mit Schuppenbildung am Rand, zur Mitte hin nimmt die Rötung ab, Brennen, Juckreiz möglich
  - An der Hand (Tinea manuum): zunächst Bläschenbildung, dann Schuppenbildung mit schmerzhaften Einrissen (Rhagaden)
  - Am Nagel (Onychomykose): verdickte, brüchige Nägel, gelbliche Verfärbung der Nagelplatte, häufig Fußnägel betroffen
- Hefen (Soor, Candidose):
  - Hautstellen gerötet, Eiter gefüllte Bläschen (Pusteln), schmerzhafte Einrisse (Rhagaden), häufig in Körper(ein)faltungen

Therapie

- Medikamente, die gegen Pilze wirksam sind (Antimykotika), z. B. Ciclopirox, Clotrimazol, Griseofulvin, Terbinafin zur lokalen* äußerlichen (topischen) und/oder systemischen* (z. B. oral* eingenommen u. über den Blutkreislauf im gesamten Körper verteilt) Anwendung
- Risikofaktoren* vermindern

Hinweise für die Pflege

- Feuchträume beseitigen, insbesondere in den Körperfalten
- Sorgfältige Hautpflege durchführen
- ➢ Intertrigoprophylaxe

Besondere Informationen

- Hefepilzinfektionen sind an Schleimhäuten, z. B. Mundschleimhaut, u. in Organen, z. B. Speiseröhre u. Lunge, möglich

Descensus des Uterus und Prolaps von Uterus sowie Vagina

Senkung der Gebärmutter (Uterus) u. Scheide (Vagina) meist unter Einbeziehung der Harnröhre u. des Enddarms (Rektum); syn. Gebärmuttersenkung. Vorfall (Prolaps): Senkung von Gebärmutter u. Scheide über den Scheideneingang hinaus nach außen

Ursachen

- Schwäche des Beckenbodens
- Bindegewebige Schwächung des Halteapparates der Gebärmutter, z. B. durch Geburten, Übergewicht, körperliche Anstrengung
- Alters- oder anlagebedingte Bindegewebsschwäche
- Chirurgische Eingriffe im kleinen Becken

Symptome

- Druckgefühl nach unten
- Unterbauch- u. Rückenschmerzen
- Geh- u. Sitzbehinderung
- Ausfluss (Fluor vaginalis)
- Bei zusätzlicher Absenkung der Blase (Zystozele):
  - Neigung zu Harnwegsinfekten
  - Beschwerden beim Wasserlassen
  - Harninkontinenz
- Bei zusätzlicher Absenkung des Rektums (Rektozele):
  - Schmerzen beim Stuhlgang
  - Neigung zur Verstopfung (Obstipation)

Therapie

- Gewicht reduzieren
- Körperliche Überlastung vermeiden
- Beckenbodengymnastik
- Bei Pat., die nicht operiert werden: Scheidenpessar (Ring oder Schale aus Gummi oder Kunststoff, der bzw. die die inneren weiblichen Geschlechtsorgane wieder in ihre korrekte Lage bringt)
- OP

Hinweise zur Pflege

- Pat. über Ursachen aufklären
- Ängste u. Unsicherheiten erfragen u. darauf eingehen
- Sorgfältige Intimhygiene
- Motivation zur dauerhaften Beckenbodengymnastik

- Pat. zu Beckenbodentraining mittels Scheidenkegel (Konen) mehrmals tgl. anleiten
- Bei der Benutzung des Pessars unterstützen
- ➤ Obstipationsprophylaxe
- Expertenstandard zur Förderung der Kontinenz beachten

Besondere Informationen

- Durch Verbindung der Blase mit der vorderen Scheidenwand u. des Enddarms mit der Scheidenhinterwand senken sich auch Blase (Zystozele) u. Enddarm (Rektozele)
- Schwere Verlaufsform: Uterus tritt vollständig aus dem Scheideneingang hervor (Totalprolaps)

Diabetes mellitus Typ 1

Stoffwechselerkrankung, bei der die Bauchspeicheldrüse (Pankreas) kein Insulin bildet (= absoluter Insulinmangel); Übersetzung: honigsüßer Durchfluss; umgangssprachlich Zuckerkrankheit

Ursachen

- Körpereigene Abwehr zerstört die β-Zellen in den Langerhansschen Inseln (Autoimmunerkrankung)
- Auslöser: vermutlich Virusinfekte bei erblicher (genetischer) Veranlagung

Symptome

- Rascher Beginn
- Erhöhter Blutzucker-(Glukose-)Wert (Hyperglykämie)
- Vermehrte Harnausscheidung (Polyurie)
- Starker Durst (Polydipsie)
- Glukose im Urin (Glukosurie)
- Gewichtsverlust
- Heißhunger, Schwitzen, Kopfschmerzen
- Müdigkeit, verminderte Leistungsfähigkeit

Therapie

- Optimale Blutzuckereinstellung zur Vermeidung von Spätfolgen (➤ Diabetes mellitus Typ 2)
- Subkutane* Insulingabe, z. B. Normalinsulin, Verzögerungsinsulin, Insulinmischungen (bestehen aus Normalinsulin u. Verzögerungsinsulin)
- Diabetesgerechte Ernährung
- Gewichtsnormalisierung
- Bewegung

Hinweise zur Pflege

- Blutzucker kontrollieren
- Auf Unterzuckerung (Hypoglykämie) achten
  - Gefahr v. a. bei Erbrechen u. Durchfall
  - Symptome: Heißhunger, Unruhe, Schwitzen, erhöhte Herzfrequenz (Tachykardie), Zittern (Tremor), Verwirrtheit, Koma*

Erstmaßnahmen bei Unterzucker (Hypoglykämie)

- Blutzucker sofort kontrollieren
- Arzt informieren
- Dokumentation
- Wenn Pat. ansprechbar ist: Obst zum Essen geben, Traubenzuckergabe

- Wenn Pat. nicht ansprechbar ist, nach Rücksprache mit Arzt: Glukose-Infusion, mit Zuckerlösung getränkter Tupfer in Wangentasche
- Nach Rücksprache mit Arzt Antidiabetika (Tabletten u. Insulin) pausieren
- Engmaschige BZ u. Bewusstsein kontrollieren

- Spritz-Essabstand bei Insulingabe beachten
- Diabetiker mit einer zusätzlichen Verwirrtheit bei der Mahlzeitenaufnahme begleiten u. Mahlzeiteneinnahme kontrollieren
- ➢ Intertrigoprophylaxe
- Hautpflege
- Pat. über selbstständigen Umgang mit Erkrankung informieren:
  - Selbstkontrolle BZ-Wert (mindestens 4-mal tgl.)
  - Umgang mit Insulin, Spritztechnik, Spritz-Ess-Abstand
  - Diabetes-Diät
  - Wichtigkeit einer regelmäßigen Ernährung
  - Verhalten in Sondersituationen, z. B. bei Unterzucker (Hypoglykämie)
  - Prophylaxe des diabetischen Fußes
- Psychische* Betreuung bei der Verarbeitung der Diagnose

Besondere Informationen

- Haupterkrankungsalter: 10.–25. Lebensjahr
- Diagnosekriterien: erhöhter Blutzucker-(Glukose-)Spiegel
  - Symptomatik u. ein Gelegenheitsblutzucker (unabhängig von Nahrungsaufnahme u. Tageszeit) ≥ 200 mg/dl (11,1 mmol/l)
  - Wiederholte Messung des Nüchternblutzuckers (Nüchtern-Plasmaglukose) (8 Stunden Nahrungskarenz) ≥ 126 mg/dl (7,0 mmol/l) oder oraler* Glukosetoleranztest (oGTT) > 200 mg/dl
  - Mit einem Streifengerät gemessene Werte können bis zu 15 % abweichen
- Akute* Komplikation*: diabetisches ketoazidotisches Koma*, z. B. durch erhöhten Insulinbedarf bei Infekt oder Insulinunterdosierung:
  - Vermehrte Harnausscheidung (Polyurie) u. vermehrtes Durstgefühl
  - Erhöhter Blutzucker (Hyperglykämie, 300–700 mg/dl) u. vermehrte Fettverbrennung (Lipolyse) mit Entstehung saurer Abbauprodukte (Ketonkörper) → Übersäuerung des Blutes (metabolische Azidose) → Kussmaul-Atmung (sehr tiefe, aber regelmäßige Atemzüge) u. Azetongeruch der Atemluft
  - Ggf. Zeichen einer Bauchfellentzündung (Peritonitis)
  - Gefahr der Austrocknung (Exsikkose, Dehydratation)
- Spätfolgen ➢ Diabetes mellitus Typ 2

Diabetes mellitus Typ 2

Stoffwechselerkrankung, bei der das Insulin an den Zielzellen in Leber, Muskulatur u. Fettgewebe nicht mehr wirkt (Insulinresistenz) oder weniger Insulin produziert wird = relativer Insulinmangel; Übersetzung: honigsüßer Durchfluss; umgangssprachlich Zuckerkrankheit

Ursachen

- Verminderte Insulinwirkung (Insulinresistenz) an Leber-, Muskel- u. Fettzellen
- Gestörte Insulinproduktion u. -ausschüttung bis hin zur Erschöpfung der Insulinproduktion (Sekundärversagen)
- Begünstigt durch Übergewicht (Adipositas) u. Überernährung, Stress, bestimmte Arzneimittel, häufig positive Familienanamnese

Symptome

- Langsamer Beginn über Monate bis Jahre
  - Infektion* der Haut: Dermatomykosen; eitrige Entzündung eines Haares u. seiner Talgdrüse (Furunkel), Juckreiz (Pruritus)
  - Sehstörungen
  - Allgemeine Schwäche, Leistungsabfall
- Bei Diagnose oft schon Spätfolgen:
  - Schädigung der großen Blutgefäße (Makroangiopathie), z. B. arterielle Verschlusskrankheit, Koronare Herzkrankheit, Schlaganfall, Herzinfarkt
  - Schädigung der kleinsten Blutgefäße (Mikroangiopathie)
  - Nierenschäden
  - Netzhautveränderungen (Retinopathie) mit Gefahr der Erblindung
  - Nervenschädigungen (Neuropathie) mit z. B. Taubheitsgefühl, eingeschränktes Schmerzempfinden (Sensibilitätsstörungen)
  - Schmerzlose („stumme") Angina-pectoris-Anfälle bzw. Herzinfarkte
  - Darm-, Blasenentleerungsstörungen
  - Potenzstörungen
  - Diabetisches Fußsyndrom: infizierte*, schlecht heilende Wunden
  - Dekubitus
  - Gangrän

Therapie

- Therapie folgt einem Stufenschema:
  - Stufe 1: Schulung u. Veränderung des Lebensstils (Ernährung u. Bewegung)
  - Stufe 2: Gabe eines oralen* Antidiabetikums (OAD), z. B. Acarbose, Glibenclamid, Metformin
  - Stufe 3: mehrere Antidiabetika

- Stufe 4: Insulin + OAD: Dosiseinsparung, oft nur eine Insulininjektion pro Tag erforderlich
- Stufe 5: nur Insulingabe

Hinweise zur Pflege

- Gewichtsnormalisierung anstreben
- Auf geregelte Mahlzeiten achten
- Auf Unterzuckerungen (Hypoglykämien) achten (➤ Diabetes mellitus Typ 1)
- Pat. beraten (Diabetikerschulung ➤ Diabetes mellitus Typ 1)
- Bei Spätfolgen:
  - ➤ Intertrigoprophylaxe
  - Professionelle Fußpflege (Pediküre)
  - Auf angemessenes Schuhwerk achten
  - Wundmanagement, ggf. Wundmanager hinzuziehen

Besondere Informationen

- In Deutschland sind über 90 % aller Diabetiker Typ-2-Diabetiker
- 55 % aller Diabetiker versterben an einem Herzinfarkt
- Wohlstandssyndrom (metabolisches Syndrom*) beinhaltet:
  - Adipositas
  - Fettstoffwechselstörung
  - Hypertonie
  - Diabetes mellitus Typ 2
- Akute* Komplikation*: diabetisches hyperosmolares (verminderter Wassergehalt des Körpers mit massiv erhöhtem Blutzucker [Hyperglykämie]) Koma*
  - Schleichender Beginn; vermehrte Harnausscheidung (Polyurie) u. vermehrtes Durstgefühl
  - Gefahr der Austrocknung (Exsikkose, Dehydratation)
  - Vermehrte Zuckerausscheidung im Urin (Glukosurie)

Divertikulose, Divertikulitis

Auftreten zahlreicher, sackförmiger Ausstülpungen (Divertikel), meist im Bereich der Dickdarmwand (Kolon), die bei einer Divertikulitis entzündet sind

Ursachen

- Divertikulose: erhöhter Innendruck im Darm, z. B. durch Kotstau bei ballaststoffarmer Kost u. chronischer* Verstopfung (Obstipation)
- Divertikulitis: Stuhlaufstau u. bakterielle Besiedlung in den Divertikeln

Symptome

- Divertikulose: in 90 % aller Fälle symptomloser Verlauf
- Bei Divertikulitis
  - Schmerzen im linken Unterbauch
  - Völlegefühl, Übelkeit
  - Blähungen
  - Stuhlunregelmäßigkeiten
  - Subfebrile Temperaturen (37,5–38 °C bei rektaler* Messung)
  - Evtl. Blut im Stuhl

Therapie

Therapie je nach Symptomatik u. Schweregrad der Entzündung:

- Divertikulose: ➤ Obstipationsprophylaxe
- Divertikulitis:
  - Bettruhe
  - Ballaststoffarme Kost
  - Je nach Schwere: Nahrungskarenz u. parenterale Ernährung
  - Gegen Bakterien wirksame Medikamente (Antibiotika)
  - Ggf. entkrampfende Medikamente (Spasmolytika), z. B. Buscopan®
- Operative Entfernung des betroffenen Darmabschnitts bei
  - Erfolgloser konservativer Therapie u. rezidivierender* Divertikulitis
  - Verschlimmerung der Symptomatik, z. B. Zeichen einer Bauchfellentzündung (Peritonitis)
  - Auftreten von Komplikationen*

Hinweise zur Pflege

- ➤ Obstipationsprophylaxe
- Wichtigkeit einer ausreichenden Flüssigkeitszufuhr, Trinkplan aufstellen
- Bei V. a. Divertikulitis:
  - Temperatur messen
  - Auf regelmäßigen Stuhlgang achten u. dokumentieren (Stuhlprotokoll führen)

- Bei Nahrungskarenz:
  - ➢ Soor- u. Parotitisprophylaxe
  - Gute Mundpflege
- Bei Schmerzen:
  - Kühlung der schmerzhaften Stellen
  - Schmerzlindernde Lagerung zur Bauchdeckenentspannung
- Vorsicht bei Gabe von Abführmitteln (Laxanzien) u. Einläufen, Gefahr eines Darmdurchbruchs (Perforation)
- Unterstützung bei den AEDL

Besondere Informationen

- Dickdarmdivertikel (zu 80 % im Sigma) = häufigste Divertikel des Verdauungstrakts
- Jenseits des 70. Lebensjahres haben ca. 50 % der Menschen Dickdarmdivertikel
- Komplikationen*:
  - Narbige Einengungen (Stenosierung)
  - Durchbruch (Perforation)
  - Perforation mit Bildung einer Eiteransammlung (Abszess) oder Bauchfellentzündung (Peritonitis)
  - Gang-(Fistel-)Bildung vom betroffenen Darmabschnitt zur Harnblase oder Scheide (Vagina)
  - Blutung

Dyspnoe

Erschwerte Atmung u. Gefühl der Atemnot

Ursachen

- Mechanische Einengung der Atemwege (Bronchien), z. B. Asthma bronchiale, Aspiration, Bronchitis
- Lungenkrankheiten, z. B. Lungenentzündung (Pneumonie), Erkrankungen des Brust- u. Lungenfells (Pleurablätter), Lungenödem
- Herzkrankheiten, z. B. Herzinsuffizienz
- Stoffwechselerkrankungen u. Stoffwechselentgleisungen, z. B. diabetisches Koma* (➤ Diabetes mellitus Typ 1)
- Schädigungen des Atemzentrums im Gehirn

Symptome

- Belastungsdyspnoe (Dyspnoe entsteht unter körperlicher Belastung)
- Einteilung je nach Schweregrad (I–IV)
  - Dyspnoe bei großer körperlicher Anstrengung, z. B. Treppensteigen, schnelles Gehen = Dyspnoe Grad I
  - Dyspnoe bei mäßiger körperlicher Anstrengung, z. B. langsames Gehen = Dyspnoe Grad II
  - Dyspnoe bei geringster körperliche Anstrengung, z. B. An- u. Auskleiden = Dyspnoe Grad III
  - Dyspnoe auch in Ruhe (= Ruhedyspnoe) = Dyspnoe Grad IV
- Orhopnoe = schwerste Form der Dyspnoe; Unfähigkeit, flach zu liegen

Therapie

- Beseitigung der Ursache
- Medikamenten-, Sauerstoffgabe

Erstmaßnahmen bei Atemnot

- Über die Rufanlage Alarm auslösen
- Pat. nicht alleine lassen
- Oberkörper hoch, bei bekannter Herzinsuffizienz, zusätzlich Beine tief lagern
- Beengende Kleidung entfernen
- Wenn bereits Sauerstoff verordnet ist, Sauerstoffgabe
- Bei Notfallmedikation u. Bedarfsmedikation*, Medikamente nach Anordnung verabreichen
- Pat. zu ökonomischer Atmung anleiten

Hinweise zur Pflege

- Ruhedyspnoe kann nur in aufrechter Sitzposition ausgeglichen werden
- Aspirationsprophylaxe
- ➢ Pneumonieprophylaxe
- Atemübungen, z. B. Lippenbremse

Besondere Informationen

- Komplikation*: Atemstillstand (Apnoe) = Notfall

Epilepsie

Funktionsstörung des Gehirns mit übermäßiger Erregbarkeit u. Entladung von Nervenzellen, die anfallsweise auftritt (Krampfanfall); syn. Krampfleiden

Ursachen

- Genuine bzw. idiopathische Form: keine erkennbare Ursache (50 % aller Fälle)
- Symptomatische* Form: Hirnschädigung durch z. B. Schlaganfall, Demenzerkrankungen, Tumor*, Blutung, Entzündung, Hirnverletzungen, Alkohol
- Direkte Auslöser eines Krampfanfalls sind Einflüsse, die die Erregbarkeit der Nervenzellen im Gehirn steigern, z. B. Alkohol, Schlafentzug, Lichtreize

Symptome

Unterschiedlich je nach betroffener Hirnregion u. Umfang der Fehlfunktion:

- Generalisierte Anfälle: gesamtes Gehirn von Übererregung betroffen, immer mit Bewusstlosigkeit u. beidseitiger Symptomatik, z. B. tonisch-klonischer Anfall (Grand-mal-Anfall)
  - Tonisch-klonischer Anfall: Initialschrei, Hinstürzen, Bewusstlosigkeit, Verkrampfung (tonisch) der Streckmuskulatur, Blaufärbung der Haut (Zyanose), muskuläre (klonische) Zuckungen, Urin- u. Stuhlabgang möglich, vermehrter Speichelfluss (umgangssprachlich „Schaum vor dem Mund“), evtl. Zungenbiss
  - Nach dem Anfall: Verwirrtheitszustände (über Stunden anhaltend), Terminalschlaf, Pat. erwacht mit Muskelkater u. hat eine Erinnerungslücke (Amnesie) für den Anfall
- Fokale Anfälle: nur eine Hirnregion von Übererregung betroffen:
  - Einfach fokal: Anfälle ohne Bewusstseinsstörung, z. B. Jackson-Anfälle mit auf eine Körperhälfte begrenzten muskulären Zuckungen u. Missempfindungen
  - Komplex fokal: Anfälle mit Bewusstseinsstörung, Pat. wirkt abwesend u. ist nicht ansprechbar, z. B. psychomotorischer Anfall zusätzlich mit Bewegungsautomatismen wie Schmatzen, Grunzen oder Nesteln
  - Fokaler Anfall kann in einen generalisierten Anfall übergehen
- Kurz vor dem Anfall: subjektive* Wahrnehmungen, z. B. eines Gefühls, Geruchs, Lichtblitze, Flimmerns, sog. „Aura“

- Status epilepticus: Anfallsdauer verlängert sich bzw. Anfallshäufigkeit massiv erhöht (Pat. erlangt zwischen den Anfällen das Bewusstsein nicht wieder zurück), lebensbedrohlich (Sterblichkeit [Letalität]: 5–10 %)

Therapie

- Gabe von Medikamenten gegen Epilepsie (Antiepileptika) oder gegen Krampfanfälle (Antikonvulsiva)
- Symptomatische* Form: Therapie der Grunderkrankung, wenn nicht möglich Antiepileptika
- Vermeidung auslösender Faktoren
- Operative Ausschaltung des Epilepsieherdes bei Therapieresistenz möglich

Hinweise zur Pflege

Erstmaßnahmen bei epileptischem Anfall

- Sicherheit des Pat. gewährleisten u. Verletzungen vorbeugen
  - Pat. ggf. aus Gefahrenbereichen wegziehen, dabei nicht aufrichten
  - Ggf. Bett etc. polstern
- Pat. nicht an Krampfbewegungen hindern
- Gummikeil gegen Zungenbiss wird nicht mehr empfohlen
- Arzt informieren
- Medikamente nach Arztanordnung
- Anfallsdauer u. -form dokumentieren

- Nach Anfall:
  - Stabile Seitenlage
  - Atemwege freihalten
  - Pat. überwachen u. unterstützen
- Bei verwirrten Pat. Medikamenteneinnahme kontrollieren
- Auslösende Faktoren vermeiden

Besondere Informationen

- Häufigkeit:
  - Ca. 0,8 % der Bevölkerung betroffen
  - Jede 4. neu entdeckte Epilepsie betrifft einen Menschen älter als 60 Jahre
- ⅔ der Patienten sind unter medikamentöser Therapie anfallsfrei
- Ein einzelner Anfall bedarf i. d. R. keiner Therapie, aber diagnostischer Abklärung
- Plötzliches Absetzen der Medikamente kann einen Anfall auslösen

Erektionsstörungen

Fehlendes Anschwellen u. Aufrichten (Erektion) des Penis bei sexueller Erregung; syn. erektile Impotenz; länger als 6 Monate andauernde Fehlfunktion, die den Vollzug des Geschlechtsverkehrs in der Mehrzahl der Fälle einschränkt = erektile Dysfunktion

Ursachen

- Meist durch Zusammenwirken mehrerer Faktoren (multifaktoriell) bedingt
- Psychisch* bedingt, z. B. Stress, Versagensängste, Depression
- Organisch bedingt:
  - Nervenschädigung z. B. durch Diabetes mellitus, Multiple Sklerose
  - Arteriosklerose
  - Hormonmangel
- Risikofaktoren*:
  - Diabetes mellitus
  - Fettstoffwechselstörung
  - Hypertonie
  - Rauchen

Symptome

- Fehlendes Anschwellen u. Aufrichten (Erektion) des Penis bei sexueller Erregung
- Kein Vollzug des Geschlechtsverkehrs möglich

Therapie

- Beseitigung der Risikofaktoren*
- Ausschluss organischer Ursachen
- Medikamentengabe
- Einsatz von Hilfsmitteln, z. B. Penisprothese
- OP

Hinweise zur Pflege

- Intimsphäre bei der Körperpflege wahren
- Gleichgeschlechtliche Pflegeperson

Besondere Informationen

- Einteilung:
  - Primäre* Erektionsstörung (immer schon vorhanden)
  - Sekundäre* Erektionsstörung (spontan u. situativ auftretend)
- Mit dem Alter nimmt die Erkrankungshäufigkeit zu (Studie: Kölner Erfassungsbogen zur Erektilen Dysfunktion, 1998)

Erysipel

Örtlich begrenzte bakterielle Entzündung von Haut, Mitbeteiligung der Unterhaut möglich; syn. Wundrose

Ursachen

- Erreger: Bakterien (Beta-hämolysierende Streptokokken der Gruppe A)
- Eintrittspforte häufig über kleine Hautverletzungen, z. B. Wunde, Einrisse (Rhagade), Fußpilz
- Ausbreitung entlang der Lymphbahnen

Symptome

- Betroffener Hautbezirk (meist Gesicht oder Unterschenkel) schmerzhaft geschwollen, zeigt scharf begrenzte, flammende Rötung mit zungenförmigen Ausläufern
- Hohes Fieber mit Schüttelfrost u. schwerem Krankheitsgefühl
- Lymphknotenschwellung

Therapie

- Stationäre Behandlung u. Bettruhe
- Gegen Bakterien wirksame Medikamente (Antibiotika), z. B. Penicillin oder Erythromycin
- Lokal* desinfizierende Salben
- Behandlung der Eintrittspforte

Hinweise zur Pflege

- Betroffene Extremität hochlagern (nicht bei Peripherer arterieller Verschlusskrankheit)
- Bei Gesichtserysipel:
  - Sprechverbot
  - Flüssige Nahrung reichen
- Feuchte Umschläge mit kühlenden u. desinfizierenden Substanzen
- Wundmanagement, ggf. Wundmanager hinzuziehen
- Hautbeobachtung
- Temperaturkontrolle
- Unterstützung bei der Körperpflege

Besondere Informationen

- Zeit zwischen Ansteckung u. Auftreten der ersten Symptome (Inkubationszeit): 1–3 Tage
- Keine Unempfindlichkeit gegenüber Erreger (Immunität) nach Erkrankung
- Komplikationen*:
  - Lokale* Rezidive*
  - Thrombophlebitis
  - Sepsis*
  - Vernarbung der Lymphbahnen → Schwellung u. Verdickung der Hautbereiche

Fazialisparese

Lähmung des Gesichtsnerven (Nervus facialis)

Ursache

- Idiopathische Fazialislähmung: Ursache unbekannt (75 % der Fälle)
- Periphere* Fazialislähmung: Virusinfektionen, Tumoren*
- Zentrale* Fazialislähmung: Schlaganfall, entzündliche Hirnerkrankungen, Hirntumoren

Symptome

- Periphere* Fazialislähmung:
  - (Komplette) Lähmung der mimischen Muskulatur einer Gesichtshälfte
  - Hängender Mundwinkel, inkompletter Mundschluss
  - Einseitig unvollständiger Lidschluss, herabhängendes Unterlid
  - Stirnrunzeln nicht möglich
  - Veränderungen des Hörens u. der Tränensekretion möglich
  - Geschmacksstörungen im Bereich der vorderen $2/3$ der Zunge
- Zentrale* Fazialislähmung:
  - Lähmung der unteren Gesichtsmuskulatur
  - Hängen der Mundwinkel, inkompletter Mundschluss
  - Lidschluss u. Stirnrunzel möglich

Therapie

- Je nach Ursache Gabe von Medikamenten, z. B.:
  - Virusabtötende Arzneimittel (Virustatika)
  - Antientzündliche Arzneimittel, z. B. Kortison
  - Durchblutungsfördernde Arzneimittel
- OP: Tumorentfernung

Hinweise zur Pflege

- Sorgfältige Augenpflege durchführen
- Beim Essen u. Trinken unterstützen

Besondere Informationen

- Bei idiopathischer Fazialislähmung: Spontanheilung möglich

Fibromyalgie

Nichtentzündlich bedingtes Schmerzsyndrom mit chronischen Weichteilbeschwerden*

Ursachen

- Unklar, evtl. erbliche (genetische) Veranlagung

Symptome

- Starke Schmerzen an unterschiedlichen Stellen des Körpers, v. a. an Muskulatur u. Sehnenansätzen, ggf. Entwicklung eines Ganzkörperschmerz
- Schmerzen seit mehr als 3 Monaten
- Morgensteifigkeit
- Abgeschlagenheit
- Konzentrationsstörungen
- Schlafstörungen
- Reizdarmsyndrom mit z. B. Schmerzen im Bauchraum, Wechsel zwischen Verstopfung (Obstipation) u. Durchfall (Diarrhö)
- Depression
- Subjektives* Schwellungsgefühl der Hände
- Zunehmende Schmerzverstärkung
- Heftige Druckschmerzen an bestimmten Schmerzdruckpunkten, z. B. Knieinnenseite, Ellenbogen, Nacken- u. Schulterbereich

Therapie

- Kurative* Therapie nicht möglich
- Schmerzlinderung, z. B durch
  - Massage
  - Akupunktur*
  - Warme Auflagen
  - Kälteanwendungen
  - Schmerzmedikation
- Ggf. begleitende Psychotherapie*
- Positiver Effekt häufig durch Sport, z. B. Walking, Wandern

Hinweise zur Pflege

- Psychische* Betreuung:
  - Gesprächsangebote machen
  - Schrittweise anleiten, nicht überfordern
- Kontaktdaten zu Selbsthilfegruppen vermitteln, z. B. Deutsche Fibromyalgie-Vereinigung (DFV) e. V.
- Schmerztherapie kontrollieren (Expertenstandard Schmerz beachten)
- ➤ Sturzprophylaxe

Besondere Informationen

- Lebensqualität durch starke Schmerzen eingeschränkt → Gefahr einer Depression

Furunkel, Karbunkel

Eitrige Entzündung des Haarbalges u. der dazugehörigen Talgdrüse; Verschmelzung mehrerer Furunkel bildet ein Karbunkel

Ursachen

- Bakterielle Infektion*: Staphylococcus aureus
- Furunkel geht meist eine Infektion* des Haarbalges (Follikulitis) voraus
- Begünstigt durch Abwehrschwäche, z. B. bei Diabetes mellitus, entzündliche Hauterkrankungen (Ekzem), mangelhafte Hygiene bei der Rasur

Symptome

- Furunkel:
  - Schmerzhafter, geröteter Knoten mit Eiterpfropf, umgebende Schwellung
  - Bevorzugte Lokalisation*: Gesicht, Nacken, Gesäß, Oberschenkelinnenseiten
- Karbunkel:
  - Flächenhafte eitrige Entzündung mit starken Schmerzen, Rötung, Schwellung, evtl. Fieber u. Gewebsuntergang (Nekrose)

Therapie

- Chirurgische Eröffnung des Furunkels u. lokale* Antiseptika
- Bei Lokalisation* im Gesicht (Gefahr der Keimverschleppung in das Gehirn): systemische* Therapie mit Medikamenten, die gegen Bakterien wirksam sind (Antibiotika)

Hinweise zur Pflege

- Nach ärztlicher Anordnung: feuchtwarme Umschläge u. Zugsalbe (fördern den Reifeprozess u. ggf. spontane Entleerung)
- Nach chirurgischer Eröffnung: tgl. Verbandswechsel bis Wunde trocken ist, Wundmanagement
- Bei Lokalisation* im Gesicht- oder Nackenbereich:
  - Bettruhe
  - Pat. auffordern, wenig zu sprechen u. zu kauen
  - Flüssige oder breiige Kost anbieten

Besondere Informationen

- Keine mechanische Manipulation, z. B. nicht drücken
- Gefahr bei eitriger Entzündung: Einschmelzung des Gewebes bzw. Gewebsuntergang, Bildung einer Eiteransammlung (Abszess)
- Bei wiederholter Ausbildung von Furunkeln (Furunkulose): Ursachenforschung
- Komplikationen* bei Lokalisationen* im Gesicht- oder Nackenbereich:
  - Verschleppung der Bakterien über Blutweg
  - Verschluss von Hirnvenen (Sinusthrombose)
  - Hirnhaut- bzw. Hirnentzündung

Gangrän

Durch eine Minderdurchblutung bedingter Gewebsuntergang (Nekrose) mit Verfärbung und/oder Verflüssigung des untergegangenen Gewebes; syn. Brand (aus dem Griech.: „fressendes Geschwür")

Ursache

- Minderdurchblutung, z. B. bei Peripherer arterieller Verschlusskrankheit, Diabetes mellitus
- Bakterielle Infektion*
- Erfrierungen

Symptome

- Feuchtes Gangrän:
  - Verflüssigung des Gewebes durch Bakterien, z. B. Fäulnisbakterien
  - Blauviolette (livide) Verfärbung des umgebenden Gewebes durch Abbau des roten Blutfarbstoffes (Hämoglobin)
  - Fäulnisgeruch möglich
- Trockenes Gangrän:
  - Häufig an Körperoberfläche, z. B. Gliedmaßen
  - Schwarzfärbung
  - Austrocknen u. Schrumpfung (Mumifizierung) des betroffenen Gewebebezirkes durch Wasserverlust

Therapie

- Je nach betroffenem Gewebebezirk chirurgische Entfernung u. Ausräumung
- An Gliedmaßen: Ruhigstellung u. desinfizierende Lokalbehandlung; evtl. Amputation notwendig

Hinweise zur Pflege

- Betroffenes Körperteil konsequent Druck entlasten
- Wundmanagement, ggf. Wundmanager hinzuziehen
- Unterstützung bei den AEDL je nach Bedarf
- Beachtung der Hygienevorschriften, da Gefahr einer Verunreinigung mit MRSA (Methicillin-resistenter Staphylococcus aureus) bzw. einer Sepsis*

Besondere Informationen

- Kann auch an inneren Organen stattfinden, z. B. Darmgangrän

Gastroenteritis, infektiöse

Durch eine Infektion ausgelöste Schleimhautentzündung des Magen-Darm-Traktes; syn. Magen-Darm-Grippe, Darmkatarrh*

Ursachen

- Bakterien, z. B. Salmonellen, Shigellen, Campylobacter, Escherichia coli, Yersinien, Clostridien
- Viren, z. B. Rota-, Adeno- u. Noroviren
- Übertragung meist durch mit dem Stuhl ausgeschiedene Erreger, die über den Mund aufgenommen werden (fäkal-oral), z. B. über die Aufnahme von infiziertem* Trinkwasser bzw. infizierter* Nahrung

Symptome

- Übelkeit, Erbrechen
- Bauchschmerzen
- Wässrige Durchfälle (Diarrhö)
- Fieber
- Flüssigkeitsverlust
- In schweren Fällen Dehydratation u. Elektrolytverlust mit Austrocknung (Exsikkose) u. Gefahr eines Schocks*

Therapie

- Flüssigkeitsersatz u. Ausgleich der Elektrolyte*: oral*, subkutane* (s.c.) oder intravenöse* (i.v.) Infusion
- Symptomatische* Therapie: Antibrechmittel (Antiemetika), z. B. Metoclopramid (MCP); Wirkstoff gegen Durchfälle (Antidiarrhoikum), z. B. Medizinalkohle, Loperamid
- Ggf. gegen Bakterien wirksame Medikamenten (Antibiotika)
- Stationäre Einweisung bei schweren Verläufen u. abwehrgeschwächten Patienten

Hinweise zur Pflege

- Hygienemaßnahmen beachten
- Reichlich Flüssigkeit anbieten, ballaststoffarme Kost (Tee u. Zwieback)
- Gefahr der Stuhlinkontinenz, Toilettenstuhl neben das Bett stellen
- Sorgfältige Intimtoilette, Hautschutz, Hautpflege
- Evtl. feucht-warme Bauchwickel, Wärmflasche
- ➤ Dekubitusprophylaxe
- ➤ Pneumonieprophylaxe
- ➤ Sturzprophylaxe

Besondere Informationen

- Zeit zwischen Ansteckung u. Auftreten der ersten Symptome (Inkubationszeit): mehrere Stunden–3 Tage
- Beschwerden klingen meist innerhalb von 4–5 Tagen ab
- Komplikation*: Entzündung der Mundschleimhaut (Stomatitis simplex) mit Brennen im Mund

Glaukom

Sammelbegriff für verschiedene Erkrankungen, die mit einer Erhöhung des Augeninnendrucks u. einer Schädigung des Sehnervens einhergehen; syn. grüner Star

Ursachen

- Gestörter Abfluss des Kammerwassers in den Kammerwinkeln → Missverhältnis zwischen produziertem u. abfließendem Kammerwasser → Erhöhung des Augeninnendrucks
- Primäre* Glaukome:
  - Chronisches* primäres* Glaukom (Glaucoma chronicum simplex; Offenwinkelglaukom): altersbedingte, nur mit dem Mikroskop sichtbare Ablagerungen im Kammerwinkel des Augapfels → andauernde Abflussstörung → fortschreitende Schädigung des Sehnerven (häufigste Form)
  - Winkelblock-/Engwinkelglaukom mit häufig akuter* Entstehung (Glaukomanfall): Aufbau der Vorderkammer des Augapfels verändert → Abflussstörung des Kammerwassers → plötzliche u. massive Erhöhung des Augeninnendrucks → Gefahr der dauerhaften Schädigung der Sehnerven
  - Angeborenes Glaukom
- Sekundäre* Glaukome:
  - Folge anderer Augenerkrankungen, z. B. Entzündungen, Tumoren*, Verletzungen

Symptome

- Chronisches* primäres* Glaukom:
  - Lange symptomfrei trotz erhöhter Augeninnendruckwerte
  - Erst im Spätstadium Seheinschränkung (Gesichtsfeldausfälle) bis zur Erblindung
- Chronisches* Winkelblockglaukom:
  - Nebelsehen, Sehen farbiger Ringe um Lichtquellen
  - Kopfschmerzen
  - Gerötetes Auge
- Akuter* Glaukomanfall (akutes* Winkelblockglaukom):
  - Zusätzlich heftigste Augen- u. Kopfschmerzen auf betroffener Seite
  - Übelkeit u. Erbrechen
  - Steinharter Augapfel mit entrundeter, erweiterter u. lichtstarrer Pupille
  - Deutlich reduziertes Sehvermögen bis zum Sehverlust

Therapie

- Bei chronischem* primären* Glaukom:
  - Medikamentös: Augentropfen, z. B. Beta-Blocker wie Timolol, Levobunolol zur Verminderung der Kammerwasserproduktion oder Prostaglandin-Analoga wie Latanoprost zur Förderung des Abflusses
  - Ggf. operative Therapie oder Laser
- Bei sekundären* Glaukomen: Therapie der Grunderkrankung
- Glaukomanfall: Notfall, schnellst mögliche augenärztliche Behandlung

Hinweise zur Pflege

- Pat. über Bedeutung der konsequenten Einhaltung der Therapie u. Gefahr der Erblindung aufklären
- Weitere Medikamente nur nach Rücksprache mit Arzt einnehmen
- Zur selbstständigen Gabe von Augentropfen anleiten, Unterstützung b. Bed.
- Augenpflege
- Bei Seheinschränkungen: Orientierungstraining u. auf Pat. abgestimmte Raumgestaltung
- ➢ Sturzprophylaxe (Expertenstandard Sturzprophylaxe beachten)
- Bei zunehmender Erblindung Gefahr der Deprivation

Besondere Informationen

- Häufigste Erblindungsursache in allen Industrieländern
- Risiko für Erkrankung steigt mit Alter:
  - Bei über 75-Jährigen ca. 8 % betroffen
  - Bei über 80-Jährigen 10–15 % = mindestens jeder 10. über 80 Jahre betroffen
- Ab dem 40. Lebensjahr regelmäßige Messung des Augeninnendrucks zur Früherkennung empfohlen

Halluzination

Trugwahrnehmung, bei der der Wahrnehmung kein wirkliches Objekt zu Grunde liegt u. ein angemessener Sinnesreiz fehlt; der Betroffene ist von der Richtigkeit seiner Wahrnehmung überzeugt.

Ursachen

- Psychische* Erkrankungen, z. B. Delir, Demenz, Depression oder sensorische Deprivation, Schizophrenie
- Aura eines epileptischen Anfalles
- Infolge der Einnahme von möglicherweise Halluzinationen hervorrufenden (halluzinogen wirkenden) Stoffen, z. B. Kokain

Symptome

- Akustische Halluzination: Hören von Tönen, Geräuschen oder Stimmen ohne entsprechende Außenreize = häufigste Form der Halluzination
- Optische Halluzination: Sehen von Dingen, Personen u. andere optische Eindrücke ohne entsprechenden Außenreiz
- Olfaktorische Halluzination: Wahrnehmen von Gerüchen ohne entsprechenden Außenreiz
- Gustatorische Halluzination: Geschmackswahrnehmung ohne entsprechenden Außenreiz
- Körper- oder Leibhalluzination (zönästhetische Halluzinationen): körperbezogene Wahrnehmungen ohne entsprechenden Außenreiz, z. B. Tastwahrnehmungen, Wahrnehmung zu fallen oder zu fliegen, Wahrnehmung, von außen bewegt zu werden

Therapie

- Ursache beseitigen bzw. Grundkrankheit behandeln

Hinweise zur Pflege

- Zwei verschiedene Ansätze im Umgang mit Pat.:
  - Pflegekraft verneint die Halluzination, schafft einen Realitätsbezug, geht aber auf die Befindlichkeiten wie Angst, Traurigkeit, Hoffnungslosigkeit des Betroffenen ein (Bsp.: „Ich sehe zwar nicht das, was Sie sehen, aber ich verstehe, dass Sie davor Angst haben.“)
  - Im Sinne eines validierenden Pflege-Ansatzes: Pflegekraft begibt sich „in

die Schuhe“ des Pat., begegnet Pat. in dessen Realität
  - Vorgehen im Team abstimmen
  - Vereinbarungen treffen u. einhalten
- Angehörige über die Vorgehensweise aufklären, ggf. informieren u. schulen
- Pat. nicht unbeobachtet lassen

Hämorrhoiden

Knotige Erweiterungen von Gefäßen eines Gefäßsystems in der Wand des Enddarms (Rektum) am Übergang zum Analkanal

Ursachen

- Bindegewebsschwäche (erbliche [genetische] Veranlagung)
- Begünstigende Faktoren:
  - Chronische* Verstopfung (Obstipation)
  - Entzündungen im Analbereich
  - Schwangerschaft
  - Vorwiegend sitzende Lebensweise
  - Adipositas

Symptome

- Grad 1: leichte, äußerlich nicht sicht- u. tastbare Vorwölbung
  - Blutauflagerungen auf Stuhl und/oder Toilettenpapier
  - Keine Schmerzen
  - Selten Afterjucken (Pruritus ani)
- Grad 2: beim Pressen fällt Hämorrhoide vor den Anus; zieht sich spontan zurück
  - Schmerzen
  - Nässen
  - Brennen
  - Evtl. Blutauflagerungen
- Grad 3: vorgefallene (prolabierte) Hämorrhoide kann mittels Finger zurückgeschoben werden
  - Nässen
  - Brennen
  - Starke Schmerzen bei Stuhlentleerung (Defäkation) u. im Sitzen
  - Quälender Juckreiz
- Grad 4: dauerhaft prolabierte große Hämorrhoidalknoten (Zurückschieben nicht möglich)
  - Verhärtete u. bläuliche Knoten
  - Heftigste Schmerzen
  - Schleimsekretion

Therapie

- Allgemein: Gewichtsreduktion
- Stuhl weich halten
- Intensive Analhygiene (Waschen nach jedem Stuhlgang)
- Ballaststoffreiche Ernährung, ausreichende Flüssigkeitszufuhr
- Frühstadium: Lindern der Beschwerden durch Salben, Zäpfchen, Sitzbäder, kaltfeuchte Umschläge
- Spätstadium: operative Entfernung

Hinweise zur Pflege

- Sorgfältige Analhygiene u. -pflege, z. B. Sitzbäder u. Umschläge mit Kamille oder Teebaumölen (Achtung: Allergien* des Pat. beachten)

- Nach Darmentleerung ggf. kalte Kompressen auf Anus legen (abschwellende Wirkung)
- Pat. über allgemeine Maßnahmen beraten

Besondere Informationen

- Etwa 50 % der über 30-Jährigen haben Hämorrhoiden, häufig aber ohne Beschwerden
- Hämorrhoiden treten in jedem Alter auf
- Komplikationen*:
  - Massive Blutungen
  - Anämie
  - Einklemmung der Hämorrhoide
  - Stuhlinkontinenz

Harnblasenkarzinom

*Bösartiger Tumor**, *der sich aus Zellen der Blasenschleimhaut entwickelt hat; Bildung von Tochtergeschwülsten (Metastasierung)*

Ursachen

- Nikotin
- Chemische Stoffe, z. B. aromatische Amine (Ausgangs- u. Zwischenprodukte bei der Herstellung von Farbstoffen u. Pflanzenschutzmitteln)
- Chronische* Harnblasenentzündung durch spezielle Erreger

Symptome

- Erschwerte, evtl. schmerzhafte Blasenentleerung (Dysurie) u. tröpfchenweiser Entleerung (Pollakisurie)
- Sichtbare u. nichtsichtbare Blutbeimengungen im Urin (Hämaturie)
- Schmerzen
- Harnrückstau wenn Harnröhrenmündung verstopft ist

Therapie

- Operative Entfernung von Blase u. umgebender Lymphknoten
- Chemotherapie*
- Prognose* abhängig vom Stadium der Tumorausbreitung
- Ggf. vorübergehende oder dauerhafte Ableitung des Urins durch eine Öffnung in der Bauchdecke (Urostoma)

Hinweise zur Pflege

- Psychologische Betreuung
- Bei Intimpflege u. Katheterbeutelwechsel unterstützen
- Pflege des Ursostomas
  - Regelmäßiges Wechseln von Basisplatte und Ablaufbeutel
  - Wichtig: gute Hautpflege
- Postoperativ*
  - Schrittweiser Kostaufbau
  - Mobilisation je nach Zustand des Pat.
  - Nebenwirkungen der Chemotherapie* beachten, für Linderung sorgen

Besondere Informationen

- Tritt gehäuft nach dem 60. Lebensjahr auf, insbesondere bei Männern

Harninkontinenz

Unfreiwilliger Abgang von Urin; syn. Blasenschwäche

Ursachen

- Belastungs-(Stress-)Inkontinenz:
  - Mangelhafte Funktion von Verschluss- u. Haltemechanismen von Blasenhals u. Beckenbodenmuskulatur
  - Bei Frauen durch Schwangerschaft, Alter, Übergewicht
  - Bei Männern infolge einer Prostata-OP, z. B. bei Prostatahyperplasie
- Dranginkontinenz:
  - Überaktivität der glatten Blasenmuskulatur z. B. durch Prostatavergrößerung (Prostatahyperplasie), Multiple Sklerose, Schlaganfall
- Reflexinkontinenz:
  - Nervenschädigung, die willentliche Kontrolle des Urinabgangs unmöglich macht, z. B. durch Schlaganfall, Querschnittlähmung
- Überlaufinkontinenz:
  - Übermäßige Dehnung der Blase u. Unfähigkeit der Blase sich zusammenzuziehen, z. B. durch Prostatahyperplasie, Diabetes mellitus, Medikamenteneinnahme

Symptome

Abhängig von der Ursache:

- Belastungsinkontinenz
  - Zu Beginn Urinabgang bei starker Belastung in aufrechter Haltung
  - Später auch Urinabgang im Liegen
- Dranginkontinenz
  - Zu Beginn häufiger Harndrang u. Entleerung nur kleiner Harnmengen (Pollakisurie)
  - Später unwillkürlicher Urinabgang oft bis zur völligen Blasenentleerung
- Reflexinkontinenz
  - Unkontrollierte Entleerung mit der Gefahr der Restharnbildung
- Überlaufinkontinenz
  - Zu Beginn Pollakisurie
  - Später Blasenentleerung nur über Bauchpresse möglich

Therapie

- Abhängig von der Ursache, z. B.:
  - OP bei Prostatahyperplasie
  - Harnableitung mittels Katheter, z. B. Anlage eines Dauerkatheter über die Harnröhre (transurethral) oder Anlage eines Katheters durch die Bauchdecke in die Blase (suprapubisch)

Hinweise zur Pflege

- Versorgung mit Hilfsmitteln:
  - Spezialvorlagen
  - Inkontinenzslips
  - Vaginalpessare für Frauen (Ring oder Scheibe aus Kunststoff oder Gummi, der bzw. die die Blase wieder in ihre korrekte Lage bringt)
  - Urinal-Kondom für Männer
- Möglichst problemloser Weg zur Toilette, ggf. Nachtstuhl bereitstellen
- Einfache Kleidung zum leichten Ausziehen verwenden
- Ortswechsel u. Veränderungen in der Wohnung, z. B. Bett an anderer Stelle, vermeiden
- Nachts Licht anlassen, tagsüber Toilette deutlich kennzeichnen
- Intimsphäre wahren
- Viel trinken
- Gute Hautpflege
- ➢ Dekubitusprophylaxe
- Schweregrad der Inkontinenz ermitteln:
  - Miktionsschema anlegen: wann wurde wie stark die Vorlage eingenässt, verwendetes Inkontinenzmaterial wiegen
- Toilettentrainining
  - Anfangs alle 2 Stunden zur Toilette bzw. Nachtstuhl, nachts: 6 Stunden Schlaf lassen
  - Wenn 10 Tage Vorlagen nicht eingenässt sind, Abstände um 15 Minuten verlängern
- Trainingsmaßnahmen für die Beckenbodenmuskulatur durchführen
- Die Peinlichkeit nehmen, z. B. nicht widersprechen, wenn der Pat. behauptet, er sei es nicht gewesen
- Expertenstandard Förderung der Harnkontinenz beachten

Besondere Informationen

- Häufigkeit:
  - > 5 Millionen Betroffene in Deutschland (laut Gesellschaft für Inkontinenz)
  - 2 Millionen sind 60 Jahre u. älter
  - Inkontinenz = häufigste Erkrankung im Alter
  - Frauen häufiger betroffen als Männer
  - Dranginkontinenz häufigste Form bei Männern

Harnverhaltung

Die gefüllte Harnblase kann nicht spontan entleert werden; syn. Harnverhalt

Ursachen

- Mechanisch bedingt:
  - Steine in der Harnröhre
  - Gutartige Vergrößerung der Prostata (Prostatahyperplasie)
  - Narbenbildung nach Verletzungen oder OP
  - Verstopfter Katheter
- Nerval* bedingt:
  - Querschnittslähmung
  - Bandscheibenvorfall

Symptome

- Akuter* Harnverhalt:
  - Schmerzhafter Harndrang
  - Schmerzen im Unterbauch
  - Sichtbar vergrößerte Blase (Unterbauchtumor)
- Chronischer* Harnverhalt:
  - Wenn Blase gefüllt ist (schmerzlos) Ablaufen von Urin (Überlaufinkontinenz)
  - Harnrückstau in die Niere

Therapie

- Notfall!
- Ursache beseitigen
- Einmalkatheterisierung
- Harnableitung, z. B. über einen durch die Bauchdecke eingelegten Blasenkatheter (suprapubische Blasenfistel)

Hinweise zur Pflege

- Prüfen, ob gefüllte Blase tastbar ist
- Wasser laufen lassen, um Harnfluss anzuregen
- Evtl. Einmalkatheterisierung
- Bei Katheterisierung u. einer Urinmenge > 600 ml: Urin portionsweise ablassen
- Bei liegendem Dauerkatheter: Katheterpflege

Harnwegsinfekt

Infektion der Harnwege u. ggf. der Harnblase; syn. Harnblasenentzündung, HWI, Zystitis*

Ursachen

- Übertragung von Bakterien des Darmausgangs zur Harnröhre (bei Frauen leichter möglich als bei Männern, da Harnröhre u. After näher zusammen liegen)
- Verminderter Entzündungsschutz der Harnwege durch Dauerkatheter
- Zu kurze oder zu enge Harnröhre
- Nierensteine
- Vergrößerte Prostata
- Geringe Trinkmenge
- Geschwächtes Immunsystem durch:
  - Hohes Alter
  - Therapie mit Medikamenten, die gegen Bakterien wirksam sind (Antibiotika)
  - Diabetes mellitus
  - Operationen
- Eine von den Nieren absteigende Infektion*: Nierenbeckenentzündung (Pyelonephritis)

Symptome

- Brennen u. Schmerzen beim Wasserlassen (Dysurie)
- Starker, häufiger Harndrang bei geringen Urinmengen (Pollakisurie)
- Neu aufgetretene Dranginkontinenz
- Neu aufgetretenes nächtliches Wasserlassen (Nykturie)
- Blut im Urin (selten)
- Bakterien im Urin
- Eitrige Urinausscheidung (Pyurie)
- Ausfluss
- Druckschmerz im Unterbauch
- Flankenschmerzen (bei Niereninfektion)

Therapie

- Allgemeine Maßnahme: Erhöhung der Trinkmenge (Achtung: kann bei Herzinsuffizienz kontraindiziert* sein)
- Ohne Symptome auftretende (asymptomatische) Bakteriurie:
  - Keine primäre* Therapie
- Symptomatische* Bakteriurie:
  - Unkomplizierter Harnwegsinfekt: 3 Tage Antibiotika oral*
  - Nierenbeckenentzündung mit milden oder fehlenden systemischen* Symptomen: 2 Wochen Antibiotika oral*
  - Schwerer Verlauf mit Übelkeit, Erbrechen, Kreislaufinstabilität: zu Beginn intravenöse* Gabe von Antibiotika (stationär), bei Besserung Umstellung auf oral*
  - Therapie einer erneuten Infektion* wie bei unkompliziertem Harnwegsinfekt

- Wahl des Antibiotikums erfahrungsgemäß (empririsch) oder nach Urinkultur
- 1 Woche nach Ende der Therapie muss der Urin keimfrei sein (Urinuntersuchung)

Hinweise zur Pflege

- Ausreichende Flüssigkeitszufuhr (mindestens 2 Liter tgl.)
- Flüssigkeitsbilanzierung
- Schmerzkontrolle
- Temperaturkontrolle
- Wärmflasche
- Pat. zur vollständigen Entleerung der Blase anleiten
- Katheterpflege
- Information des Pat. über vorbeugende (prophylaktische) Verhaltensmaßnahmen:
  - Regelmäßige Toilettengänge
  - Analhygiene von vorne nach hinten durchführen
  - Bei Intimhygiene auf desinfizierende Substanzen verzichten

Besondere Informationen

- Einteilung:
  - Unkomplizierte/komplizierte Infektionen*
  - Akute*/chronisch* rezidivierende* Infektionen*
  - Symptomatische*/ohne Symptome auftretende (asymptomatische) Besiedelung (Kolonisation) des Harntraktes
- Häufigkeit:
  - Bei 50–70 % aller Frauen mindestens einmal im Leben
  - Bei ~ 30 % aller Frauen rezidivierend*: mindestens 3 Harnwegsinfekte pro Jahr oder 2 Harnwegsinfekte pro Halbjahr, entweder als erneute oder als Wiederaufflammen einer nicht vollständig ausgeheilten Infektion*
  - Bei ~ 40 % der älteren Frauen, insbesondere bei Pflegeheimbewohnerinnen u. Katheterträgerinnen rezidivierende* Harnwegsinfekte als asymptomatische* Bakteriurie
- Komplikationen*
  - Nierenbeckenentzündung (Pyelonephritis)
  - Entzündung, die vom Urogenitaltrakt ausgeht (Urosepsis)
- Vorbeugung (Prophylaxe) bei chronisch rezidivierenden* Infektionen*:
  - Nach den Wechseljahren (postmenopausal): Verabreichung von Östrogenen in die Scheide
  - Ansäuern des Urins durch Gabe von Cranberrysaft oder Methionintabletten

Hemiparese, Hemiplegie

Unvollständige Lähmung (Parese) bzw. vollständige Lähmung (Plegie) einer Körperhälfte, die durch eine Schädigung des Gehirns verursacht ist (➢ Schlaganfall)

Ursachen

- Schlaganfall (Hirninfarkt, Apoplex)

Symptome

- Eine Körperhälfte ist gelähmt
  - Komplette Halbseitenlähmung (Hemiplegie)
  - Inkomplette Halbseitenlähmung (Hemiparese)
- Störung der Fähigkeit zum koordinierten Handeln (Apraxie)
- Fehlstellung des Schulterblattes
- Gefahr der ausgekugelten Schulter
- Schulter-Hand-Syndrom (Anschwellen der Hand infolge eines veränderten Spannungszustandes der Muskulatur [Muskeltonus])
- Harninkontinenz
- Psychische* Veränderungen

Therapie

- Physiotherapie
- Ergotherapie
- Logopädie

Hinweise zur Pflege

- Pat. u. seine Angehörigen aufklären u. informieren
- Bei der Beschaffung geeigneter Hilfsmittel unterstützen
- Physiotherapeuten, Ergotherapeuten u. Logopäden in die Pflege einbinden
- Vollständige Informationsweitergabe an alle an der Pflege Beteiligten
- Hilfestellung bei den AEDL nach Bobath
- Je nach Zustand des Pat.: Hilfestellung bei Mobilisation u. Lagerung geben
- Bett u. Nachttisch so ausrichten, dass alle Aktivitäten über die betroffene Seite erfolgen
- Pat. sind psychisch* belastet u. neigen zu Depressionen
- Depressionszeichen erkennen → Hilfsmaßnahmen ergreifen, z. B. Facharzt hinzuziehen

Besondere Informationen

Mögliche körperliche Einschränkungen nach einem Apoplex:

- Komplette Halbseitenlähmung (Hemiplegie)
- Inkomplette Halbseitenlähmung (Hemiparese)
- Störung der Fähigkeit zum koordinierten Handeln (Apraxie)
- Zentrale* Sprachstörung (Aphasie):
  - Störung des Sprachverständnisses (sensorische Aphasie)
  - Gestörte, verlangsamte Sprache (motorische Aphasie)
  - Störung der Sprachverständnisses u. der Sprache (globale Aphasie)
  - Wortfindungsstörungen (amnestische Aphasie)
- Störung von Bewegung u. Gefühl im Zungen-, Mund- u. Halsbereich (Dysarthrie)
- Störung des Erkennens optischer, akustischer u. taktiler Sinnesreize (Agnosie)
- Missempfindungen (Parästhesien)
- Eingeschränktes oder völlig ausgefallenes Gesichtsfeld (Hemianopsie)
- Gelähmte Seite wird trotz funktionsfähiger Sinnesorgane nicht wahrgenommen (Hemineglect)
- Neglect
- Verlagerung der Körperhaltung hin zur stärker gelähmten Seite (Pusher-Syndrom)
- Faszialisparese

Herpes zoster

Hauterkrankung, die durch Viren bedingt ist; syn. Gürtelrose

Ursachen

- Erneute Tätigkeit (Reaktivierung) der nach einer Windpockenerkrankung (Varizellen) in Nervenstrukturen entlang der Wirbelsäule (Spinalganglien) verbliebenen Varizella-Zoster-Viren
- Virusaktivierung bei älteren Menschen oder Abwehrschwäche, z. B. durch Infektionen*, Tumoren*, AIDS, Stress

Symptome

- Zu Beginn: allgemeines Krankheitsgefühl, evtl. Fieber
- Erneut aktiv gewordene (reaktivierte) Viren wandern entlang der Nervenbahnen (Spinalnerven) in die entsprechenden Hautbezirke (Dermatome) ein, deshalb lokal* begrenzte Symptomatik
- Stärkste, brennende Schmerzen im Bereich des betroffenen Nerven, wenig später Bildung kleiner gruppiert stehender Bläschen in dem entsprechenden Hautbezirk mit Krustenbildung, später Abheilung mit Narbenbildung
  - Bläschen sind bis zum Abfallen der Kruste ansteckend (infektiös)
  - Zosterausschlag bis zur Lösung der Krusten normalerweise 2–3 Wochen sichtbar
  - Schmerzen
- In 50 % der Fälle ist der Brustbereich (thorakal) betroffen, meist einseitig (unilateral)

Therapie

- Systemische* Gabe virusabtötender Substanzen (Virustatika), z. B. Aciclovir oral*
- Beginn der systemischen* Therapie möglichst innerhalb von 48–72 Stunden nach Auftreten der Hautsymptomatik
- Lokaltherapie: austrocknende, keimreduzierende (antiseptische) u. entzündungshemmende Mittel auftragen, z. B. Lotio Alba aquosa®
- Angemessene Schmerztherapie

Hinweise zur Pflege

- Befallene Hautpartien nicht waschen, nur Lokaltherapie
- Lokaltherapie abends zur Linderung von Juckreiz u. Schmerzen wiederholen
- Pat. zur körperlichen Ruhe anhalten
- Ausreichend Flüssigkeit anbieten
- Schmerzmanagement:
  - Wirksamkeit der Schmerzmittel erfragen

  - Evtl. Anpassung der Therapie
  - Expertenstandard Schmerzmanagement beachten

Besondere Informationen

- Altersgipfel: zwischen 60. u. 70. Lebensjahr
- Beim Erstkontakt verursacht das Varizella-Zoster-Virus Windpocken
- Alle Hautbezirke können betroffen sein, meist aber Brustbereich (etwa 50 %)
- Komplikationen*:
  - Nach dem Zoster auftretende (postzosterische) Nervenschmerzen (Neuralgien); Schmerzen halten länger als 4 Wochen an
  - Auftreten von Überempfindlichkeiten in dem betroffenen Hautbezirk
  - Über den ganzen Körper verbreiteter (generalisierter) Zoster mit Befall der inneren Organe oder Beteiligung des Zentralen Nervensystems (Meningitis)
  - Bei Gesichtsrose: Lähmung des Gesichtsnerven (Fazialisparese), Hornhautschädigungen

Herzinfarkt

Untergang (Infarkt) von Herzmuskelgewebe (Myokard) durch eine massive Gefäßeinengung oder den Verschluss einer versorgenden Herzkranz-(Koronar-)Arterie; syn. Myokardinfarkt

Ursachen

- Arteriosklerose, Koronare Herzkrankheit
- Verschluss der Koronararterie durch ein Blutgerinnsel (Thrombus) oder seltener durch ein verschlepptes Blutgerinnsel (Embolus)

Symptome

- Plötzlich auftretende, heftigste Schmerzen (nicht atemabhängig) hinter dem Brustbein (retrosternal) u. im Brust-(Thorakal-)Bereich
  - Im Vergleich zum Angina-pectoris-Anfall länger anhaltend (> 15–30 Minuten), keine Besserung durch Nitroglyzerin-Gabe u. Ruhe
  - Ausstrahlung in linken Arm, Schulter, Hals, Unterkiefer, Rücken, Oberbauch
- Atemnot (Dyspnoe)
- Starkes Engegefühl
- Unruhe
- Todesangst
- Übelkeit, Erbrechen
- Blässe, Kaltschweißigkeit
- Herzrhythmusstörungen mit Blutdruckabfall, aber auch Blutdruckerhöhung möglich
- 15–25 % aller Pat. erleiden einen symptomlosen („stummen“) Infarkt, besonders Pat. mit Diabetes mellitus u. ältere Menschen

Therapie

- Notfall → Notarzt verständigen
- Schnelles Handeln, jede Verzögerung geht mit Verlust von Herzmuskelgewebe einher

Erstmaßnahmen

- Arzt informieren
- Bettruhe, Oberkörperhochlagerung, Pat. beruhigen, beengende Kleidung entfernen
- Vitalzeichenkontrolle u. -dokumentation
- Nitrospray-Gabe nach ärztlicher Anordnung
- Sauerstoffgabe über Nasensonde 2–4 Liter pro Minute nach ärztlicher Anordnung
- Medikamentengabe durch Notarzt

- Spätere Maßnahmen:
  - Wiederherstellung der Durchblutung im Herzmuskel (Reperfusionstherapie): Gefäßweitung (Dilatation) durch Ballonkatheter, PTCA oder medikamentöse Thrombusauflösung (Thrombolyse) nur bis zu 6 Stunden nach Schmerzbeginn möglich, ggf. notfallmäßige Bypass-Operation (Überbrückung der verschlossenen Koronararterie durch Anlage eines Umgehungsgefäßes)
  - Erweiterte medikamentöse Therapie: Nitrate, Beta-Blocker, ACE-Hemmer
  - Medikamentöse Langzeittherapie
  - Risikofaktoren minimieren (> Arteriosklerose)

Hinweise zur Pflege

- Keine i.m. Injektionen, da Blutungsgefahr bei Thrombolysetherapie u. Verfälschung herzinfarkttypischer Blutwerte, z. B. CK-MB
- Akutphase: Intensivstation
- Steigerung der Mobilisation anhand eines individuellen Stufenplanes bei Beschwerdefreiheit u. rückläufigen Infarktmarkern
- Persönliche Zuwendung (Infarkt = tiefer Einschnitt im Leben)
- Gesundheitsberatung
- Bei komplikationslosem Verlauf Anschlussheilbehandlung nach 1–2 Wochen
- Regelmäßig Medikamenteneinnahme u. Bedarfsmedikation* beachten

Besondere Informationen

- Einteilung nach:
  - Lokalisation: Herzscheidewand-(Septum-)Infarkt, Vorder-, Hinter- oder Seitenwandinfarkt
  - Vorhandensein einer ST-Hebung im EKG: ST-Hebungsinfarkt (STEMI), Nicht-ST-Hebungsinfarkt (NSTEMI)
- Akute (während der ersten 48 Stunden auftretende) Komplikationen:
  - Herzrhythmusstörungen (95–100 %)
  - Herzinsuffizienz
  - Vom Herzmuskel ausgehender (kardiogener) Schock* durch massive Funktionseinschränkung des Herzens
  - Riss (Ruptur) an bzw. in der Herzwand mit Einblutung in den Herzbeutel oder in der Herzscheidewand
  - Aneurysma der Herzwand
  - Herzklappeninsuffizienz, z. B. Mitralklappeninsuffizienz
  - 40 % aller Patienten versterben am ersten Tag nach dem Infarkt
- Spätkomplikationen:
  - Reinfarkt
  - Thrombenbildung in der Herzkammer mit Gefahr einer arteriellen Embolie
  - Herzrhythmusstörungen
  - Herzbeutelentzündung (Perikarditis)
- Herzinfarkt = zweithäufigste Todesursache in Deutschland nach der Koronaren Herzkrankheit (Gesundheitsberichterstattung des Bundes 2008)

Herzinsuffizienz

Unvermögen des Herzens, das vom Körper benötigte Blutvolumen zu fördern, laut Weltgesundheitsorganisation (WHO) verminderte körperliche Belastbarkeit hervorgerufen durch eine Funktionsstörung des Herzens; syn. Herzmuskelschwäche

Ursachen

- Immer Folgeerscheinung einer anderen Grunderkrankung
- Häufigste Ursachen der chronischen* Herzinsuffizienz:
  - Hypertonie
  - Koronare Herzkrankheit
- Weitere Ursachen:
  - Erkrankungen der Herzklappen, meist Verengung (Stenose) der Aortenklappe
  - Entzündliche Herzerkrankungen
  - Herzrhythmusstörungen

Symptome

- Linksherzinsuffizienz (Blutrückstau in kleinen Kreislauf):
  - Atemnot in Ruhe u. bei Belastung (Ruhe- u. Belastungsdyspnoe)
  - Atemnot im Liegen (Orthopnoe, v. a. nachts)
  - Blaufärbung (Zyanose) der Haut u. Schleimhäute, gut sichtbar an Lippen
  - Stauungshusten (Sputum trocken oder rostbraun), Rasselgeräusche (Lungenödem)
  - Bei älteren Patienten: eingeschränkte Hirnleistung
- Rechtsherzinsuffizienz (Blutrückstau in großen Kreislauf):
  - Sichtbare Halsvenen (Halsvenenstauung)
  - Ödeme* an den abhängigen Körperpartien: Fußrücken bei stehendem Pat., bei liegendem Pat. am tiefsten Punkt des Körpers, z. B. Gesäßbereich
  - Aufsteigende Flüssigkeitsansammlung bis zum Körperstamm (Anasarka) mit Gewichtszunahme
  - Stauungsleber u. -gastritis
- Gemeinsame Symptome:
  - Vermehrtes nächtliches Wasserlassen (Nykturie)
  - Erhöhte Herzfrequenz (Tachykardie)
  - Herzvergrößerung
  - Vermehrte Flüssigkeitsansammlung zwischen Brust- u. Lungenfell (Pleuraerguss)

Therapie

- Therapie der Grunderkrankung, ➢ Hypertonie, ➢ Koronare Herzkrankheit

- Allgemein:
  - Kardiovaskuläre* Risikofaktoren* reduzieren, individuelles Bewegungsprogramm
  - Diätetische Maßnahmen (kochsalzarme Ernährung), Flüssigkeitseinschränkung (1,5–2 Liter tgl.)
  - Körperliche u. seelische Entlastung, Bettruhe, Sauerstoffgabe (bei schweren Formen)
- Medikamentös je nach Schweregrad:
  - Digitalis, Diuretika, ACE-Hemmer, Nitrate, Beta-Blocker
- Herztransplantation (bei schwerster Form)

Hinweise zur Pflege

- Gesundheitsberatung: Stellenwert der vorbeugenden (präventiven) Therapie verdeutlichen
- Psychische* Betreuung bei Ängsten
- Bei Linksherzinsuffizienz:
  - Oberkörperhochlagerung (Atemerleichterung)
  - Beine tief lagern
- Bei Rechtsherzinsuffizienz:
  - Beine hochlagern
- Kontrolle von Puls u. Blutdruck
- Bettruhe nach Anordnung
- Unterstützung bei den AEDL
- ➤ Dekubitusprophylaxe
- ➤ Pneumonieprophylaxe
- ➤ Obstipationsprophylaxe
- ➤ Thromboseprophylaxe
- Gewichtskontrolle, Flüssigkeitsbilanzierung (tgl.)

Besondere Informationen

- Einteilung nach:
  - Lokalisation* der Funktionsstörung: Linksherz-, Rechtsherz- oder globale (beide Herzhälften betroffen) Insuffizienz
  - Klinischem Verlauf: chronisch* oder akut*; akute* Herzinsuffizienz ist ein Notfall
  - Ausgeglichene (kompensierte) Herzinsuffizienz: Pat. zeigt keine Symptome bzw. entgleiste (dekompensierte) Herzinsuffizienz: Pat. zeigt Symptome der Herzinsuffizienz
- Schweregrad: Stadieneinteilung nach **N**ew **Y**ork **H**eart **A**ssociation (NYHA):
  - NYHA I: Beschwerdefreiheit bei normaler körperlicher Belastbarkeit
  - NYHA II: Beschwerden bei stärkerer körperlicher Belastung (Atemnot bei Belastung [Belastungsdyspnoe])
  - NYHA III: Beschwerden bei leichter körperlicher Belastung
  - NYHA IV: Beschwerden in Ruhe (Atemnot in Ruhe [Ruhedyspnoe])
- Komplikationen*:
  - Vom Herzmuskel ausgehender (kardiogener) Schock*
  - Bei akutem* Linksherzversagen: Lungenödem
  - Bildung u. Loslösung von Blutgerinnseln (Thromboembolien)
- Erkrankungshäufigkeit
  - Nimmt mit Alter zu
  - Bei > 80-Jährigen jeder 10. betroffen
  - Diagnose Herzinsuffizienz häufigster Grund für Krankenhausei[illegible]

Herzrhythmusstörungen

Veränderungen der Herzfrequenz oder der Regelmäßigkeit des Herzschlags (Arrhythmie), aufgrund einer Störung der Erregungsbildung und/oder -leitung

Ursachen

- Herzbedingte (kardiale) Ursachen:
  - Koronare Herzkrankheit
  - Herzinsuffizienz
  - Hypertonie
  - Herzklappenfehler
  - Herzmuskelentzündung
- Ursachen außerhalb des Herzens (extrakardiale), z. B.
  - Ungleichgewicht der Elektrolyte*
  - Überfunktion der Schilddrüse (Hyperthyreose)
  - Körperliche u. seelische Belastungen
  - Medikamente
- Störung der Erregungsbildung im Herzen, z. B.
  - Herzfrequenz < 60 Schlagen pro Minute (Bradykardie)
  - Herzfrequenz > 100 Schläge pro Minute (Tachykardie)
  - Extraschläge (Extrasystolen)
  - Zeit zwischen zwei Herzschlägen ändert sich (Arrhythmie)
  - Vorhöfe schlagen getrennt von Kammern, mit einer erhöhten Frequenz (Vorhofflattern > 220–350 Schläge pro Minute; Vorhofflimmern > 350–600 Schläge pro Minute)
  - Herzkammeraktion > 200–350 Schläge pro Minute (Kammerflattern), Herzkammeraktion > 350 Schläge pro Minute (Kammerflimmern) = Herz-Kreislauf-Stillstand
- Störung der Erregungsleitung im Herzen, z. B.
  - Sinuartrialer (SA)-Block
  - Artivoventrikulärer (AV)-Block
  - Schenkelblock

Symptome

- Oft symptomlos
- Herzklopfen u. Herzjagen, z. B. bei Tachykardie, Tachyarrhythmie
- Herzstolpern, z. B. bei Extrasystolen
- Körperliche u. geistige Leistungseinschränkung mit
  - Schwindel
  - Benommenheit
  - Sehstörungen
- Angina-pectoris-Anfall
- Herzinsuffizienz
- Insbesondere bei Vorhofflimmern: Gefahr der Bildung von Blutgerinnseln (Thromben) u. Loslösung der Blutgerinnsel (Embolie), Entstehung eines Schlaganfalles möglich
- Bei Kammerflimmern: vom Herzmuskel ausgehender (kardiogener) Schock*, plötzlicher Herztod

- Funktioneller Herz-Kreislaufstillstand bei Kammerflimmern führt ohne sofortige Wiederbelebung (Reanimation) u. Stimulation bzw. Anregung des Herzens durch einen Stromstoß (Defibrillation) zum Tode

Therapie

- Therapie der Grunderkrankung
- Je nach Art der Rhythmusstörung medikamentös mit
  - Antiarrhythmika der Klasse I–IV (Natriumkanalblocker, Beta-Blocker, Kaliumkanalblocker, Kalziumantagonisten)
  - Digitalispräparate
  - Medikamente, die die Wirkung des Parasympathikus hemmen (Parasympatholytika), z. B. Atropin
  - Medikamente, die die Wirkung des Sympathikus fördern (Sympathomimetika), z. B. Adrenalin
- Elektrotherapie*, z. B.
  - Einsetzen eines Herzschrittmachers
  - Einsetzen eines implantierbaren Cardioverter-Defibrillator (ICD), der bei Kammerflimmern einen Stromstoß auf das Herz abgibt
- Notfall: Wiederbelebung (Reanimation), Einsatz des Defibrillators

Hinweise zur Pflege

- Bei neu auftretenden oder plötzlich eintretenden Herzrhythmusstörungen:
  - Arzt informieren
  - Monitorüberwachung im Akutstadium u. bei intravenöser* Antiarrhytmikatherapie nach Arztanordnung
  - Atmung u. Bewusstsein beobachten
  - Belastung nach Anordnung
  - Ggf. Bettruhe
  - ➢ Pneumonieprophylaxe
- Bei bekannten Herzrhythmusstörungen:
  - Regelmäßige Kontrolle u. Dokumentation von Puls u. Blutdruck
  - Antiarrhythmische Therapie überwachen, dabei Einnahmeverordnung beachten; Nebenwirkungen frühzeitig erfassen
- Bei Schrittmacher-OP:
  - Vorbereitung des Pat.
  - Überwachung
  - Entlassungsberatung
  - Schrittmacherausweis aushändigen

Besondere Informationen

- Es gibt zahlreiche verschiedene Arten von Herzrhythmusstörungen
- Einteilung z. B. nach Entstehungsort der Rhythmusstörung:
  - Oberhalb der Herzkammer (supraventrikulär), z. B. Vorhofflimmern
  - Innerhalb der Herzkammern (ventrikulär), z. B. Kammerflimmern
- Rhythmusstörungen können bei Gesunden vorkommen, sind harmlos
- Ventrikuläre Tachykardien sind immer lebensbedrohlich (Notfall)

Hiatushernie

Durchtritt von Teilen des Magens durch das Zwerchfell; syn. Zwerchfellbruch

Ursachen

- Gleit- oder axiale Hernie (90 %): oberster Teil des Magens (Kardia) tritt durch das Zwerchfell in den Brustraum
- Paraösophageale Hernie: Verlagerung von Teilen des Magens bzw. des gesamten Magens (Upside-down-Stomach) in den Brustraum
- Gemischte Hernie: Kombination beider Formen

Symptome

- Meist symptomlos
- Gleithernie:
  - Rückfluss (Reflux) von saurem Magensaft in die Speiseröhre
  - Sodbrennen u. Aufstoßen, v. a. nach Nahrungsaufnahme
  - Schmerzen hinter dem Brustbein (retrosternal)
  - Schluckbeschwerden
  - Entzündung der Speiseröhre (Refluxösophagitis)
- Paraösophageale Hernie:
  - Aufstoßen
  - Druckgefühl in der Herzgegend, insbesondere nach Nahrungsaufnahme

Therapie

- Gleithernie:
  - Gewichtsreduktion
  - Kleine, fettarme Mahlzeiten
  - Vermeiden von Beschwerdeauslösern, z. B. Nikotin
  - Schlafen mit erhöhtem Oberkörper
  - Behandlung nur bei Beschwerden
  - Hemmung der Säureproduktion mit H_2-Blockern, Antazida
  - Operative Beseitigung der Bruchlücke (Fundoplicatio), durch Bauchspiegelung (Laparoskopie) möglich
- Paraösophageale Hernie:
  - Auch im symptomlosen Stadium operative Therapie
  - Zurückschieben des Magens (Reposition) u. Befestigung (Gastropexie) mit Verkleinerung der Durchtrittsstelle im Zwerchfell (Fundoplicatio)

Hinweise zur Pflege

- Pat. über Ernährungs- u. Lebensumstellung informieren
- Oberkörperhochlagerung nach Nahrungsaufnahme

- Bei Pat. mit PEG: Gefahr des Rückflusses von Sondenkost (Aspirationsgefahr)

Besondere Informationen

- Gleithernie: Krankheitshäufigkeit nimmt mit dem Alter zu; jeder 2. der über 50-Jährigen ist betroffen
- Komplikationen*:
  - Einklemmung (Inkarzeration)
  - Geschwür-(Ulkus-)Bildung
  - Blutungen
  - Anämie

Hodgkin-Krankheit

Bösartige (maligne) Erkrankung des lymphatischen Systems, zählt zu den malignen Lymphomen, zunächst auf die Lymphknoten beschränkt, im Spätstadium auch Organbefall, z. B. Knochenmark, Leber; syn. Hodgkin-Lymphom, Lymphogranulomatose; Morbus Hodgkin, benannt nach dem englischen Pathologen Thomas H. Hodgkin*

Ursachen

- Unbekannt
- Mögliche Risikofaktoren*:
  - Infektion* mit Humanem-Immundefizienz-(HI-)Virus
  - Infektion* mit Epstein-Barr-Virus

Symptome

- Frühstadium
  - Tumorbildung im Lymphknotensystem
- Spätstadium
  - Zusätzlich Auftreten von Tumoren* in Organen: Haut, Knochenmark, Knochen, Leber, Lunge, Brust- u. Lungenfell (Pleura), Milz
- Mögliche Allgemeinsymptome:
  - Fieber
  - Nachtschweiß
  - Gewichtsverlust
  - Leistungsminderung

Therapie

- Chemotherapie*, Bestrahlung*
- Schmerztherapie

Hinweise zur Pflege

- Auf Nebenwirkungen der Chemotherapie* u. Strahlentherapie* achten (➤ Bronchialkarzinom)
- Wirkung der Schmerztherapie kontrollieren
- Isolation vermeiden
- Physikalische Therapie, Massage
- Entspannungstechniken
- Prophylaxen durchführen
- Befundkontrolle durch betreuenden Hausarzt bzw. Facharzt
- Evtl. ➤ palliative Pflege
- Betreuung zu Hause
- Psychische* Verarbeitung nach Wunsch des Pat. unterstützen

Besondere Informationen

- Altersverteilung in Europa u. USA: v. a. um das 30. u. um das 60. Lebensjahr

Humerusfraktur, proximale

Bruch des Oberarmknochens am oberen Ende im Bereich des Schultergelenkes; syn. Oberarmkopffraktur, Oberarmhalsfraktur

Ursachen

- Meist Sturz auf gestreckten Arm
- Risikofaktor*: Alter (Abnahme der Knochenfestigkeit, Osteoporose)

Symptome

- Schmerzhafte Bewegungseinschränkung im Bereich des Schultergelenkes
- Schmerz bei Druck auf Oberarmkopf
- Lokaler* Bluterguss (Hämatom)
- Schwellung

Therapie

- Ohne OP (konservativ)
  - Kurzfristige Ruhigstellung im Gilchrist- oder Desaultverband für 7–10 Tage
  - Frühzeitige aktive Bewegungstherapie mit Pendelübungen wirkt Versteifung der Schulter entgegen
- Operative Versorgung, danach schnelle Mobilisation, da Gefahr der Schulterversteifung

Hinweise zur Pflege

- Regelmäßig Bewegungsübungen nach Arztanordnung durchführen
- Zusätzlich Physiotherapie
- Ggf. Gilchrist- oder Desaultverband anlegen
- Regelmäßig auf Druckstellen u. Schmerzen kontrollieren
- ➢ Dekubitusprophylaxe
- Vorsicht beim Gehen u. Treppensteigen: Sturzgefahr (➢ Sturzprophylaxe)
- Schmerzmanagement
- Unterstützung bei den AEDL

Besondere Informationen

- Typische Verletzung des höheren Lebensalters; 75 % betreffen Pat., die älter als 60 Jahre sind
- Komplikation*: schmerzhafte Schultersteife als Endstadium bei Ruhigstellung über 1 Woche mit massiver Einschränkung der Selbstständigkeit

Hyperthyreose

Überproduktion von Schilddrüsenhormonen; syn. Schilddrüsenüberfunktion

Ursachen

- Hormonproduktion unabhängig von physiologischen* Regulationsmechanismen (Schilddrüsenautonomie)
- Körpereigene Abwehr löst Umwandlungsprozess aus (Autoimmunerkrankung), z. B. Basedow-Krankheit
- Entzündung der Schilddrüse (Thyreoiditis)
- Schilddrüsenkarzinom

Symptome

- Vergrößerte Schilddrüse (Struma)
- Unruhe, Zittern, Schlaflosigkeit, leicht reizbar, labil
- Wärmeempfindlichkeit (Wärmeintoleranz), Schweißneigung
- Haut erwärmt, gerötet, feucht; Haar dünn u. weich
- Erhöhte Herzfrequenz (Tachykardie)
- Gewichtsverlust, Durchfälle
- Merseburger Trias
  - Hervortreten der Augäpfel (Exophthalmus)
  - Struma
  - Tachykardie
- Altershyperthyreose: Verlauf mit untypischen Symptomen („maskierte Hyperthyreose“)
  - Gewichtsverlust, Kräfteverfall
  - Zeichen einer Depression
  - Herzinsuffizienz
  - Herzrhythmusstörungen

Therapie

- Gabe von Medikamenten zur Hemmung der Hormonproduktion (Thyreostatika)
- Operativ:
  - Nahezu restlose Schilddrüsenentfernung (subtotale Strumaresektion)
  - Kleiner Schilddrüsenrest u. Nebenschilddrüse bleiben erhalten
  - Anschließend müssen die Schilddrüsenhormone lebenslang als Tabletten eingenommen werden
- Gabe von radioaktivem Jod zur Zerstörung des Schilddrüsengewebes (Radiojodtherapie)

Hinweise zur Pflege

- Körperliche Schonung
- Stress u. Hektik vermeiden
- Vitalzeichenkontrolle
- Bei Bedarf Medikamenteneinnahme kontrollieren
- Ruhige Umgebung schaffen:
  - Regulation der Raumtemperatur
  - Individuelle Unterstützung bei den Lebensaktivitäten
- Postoperative* Pflege:
  - Beobachtung auf Atemstörungen (können durch Schwellung entstehen, aber auch Hinweis auf Blutungen sein)
  - Vitalzeichenkontrolle (Gefahr von Blutdruckabfall, erhöhter Herzfrequenz [Tachykardie], zu schneller Atmung [Tachypnoe])
  - Verband auch im Nacken kontrollieren
  - Kontrolle der Redon-Flasche
  - Oberkörper 45°-Lagerung, bei stabilen Patienten höher
  - Hals durch kleine Kissen oder Nackenrolle unterstützen
  - Schmerzreduzierung
  - Ruckartige Bewegungen vermeiden
  - Wegen Schonatmung ➤ Pneumonieprophylaxe
  - Unterstützung bei der Körperpflege

Besondere Informationen

- Komplikation*: thyreotoxische Krise
  - Spontan oder nach Gabe jodhaltiger Arznei- oder Kontrastmittel (vor Untersuchungen mit Kontrastmittel muss Untersucher unbedingt über Hyperthyreose eines Pat. informiert werden)
  - Symptome: erhöhte Herzfrequenz (Tachykardie) oder Vorhofflimmern, Fieber, Erbrechen, Erregung, später Bewusstseinseintrübung (Somnolenz), Koma*, Kreislaufversagen
  - Sofortige Notfalltherapie einleiten
  - Sterblichkeit (Letalität): 30–50 %

Hypertonie

Dauerhafte, situationsunabhängige Erhöhung des arteriellen Blutdrucks ≥140/90 mmHg; syn. Bluthochdruck

Ursachen

- Primäre* (essenzielle) Hypertonie (90 %)
  - Ursache unbekannt
  - Häufig erblich (genetisch) bedingt
  - Begünstigt durch Stress, Rauchen, Übergewicht u. salzreiche Kost
- Sekundäre* Hypertonie (10 %)
  - Folge einer Grunderkrankung, z. B. Nieren-, Gefäßerkrankungen, veränderte Hormonsituation
  - Medikamente
  - Schwangerschaft

Symptome

- Häufig ohne Symptome (asymptomatisch) u. Zufallsbefund
- Mögliche Symptome:
  - Kopfschmerzen
  - Schwindel
  - Ohrensausen
  - Nasenbluten
- Insbesondere bei Belastung:
  - Herzklopfen
  - Atemnot (Dyspnoe)
  - Schwindel
  - Schweißausbruch
- Schädigungen anderer Organe:
  - Augen (Gefahr der Erblindung, Retinopathie)
  - Herz (Herzinsuffizienz, Koronare Herzkrankheit)
  - Gehirn (intrazerebrale Blutung, Schlaganfall)
  - Niere (Niereninsuffizienz)
  - Gefäße (Periphere arterielle Verschlusskrankheit)

Therapie

- Risikofaktoren* vermindern, bei sekundärer* Hypertonie Therapie der Grunderkrankung
- Medikamentös: Diuretika, Kalziumantagonisten, Beta-Blocker, ACE-Hemmer, Angiotensin-II-Antagonisten

- Bei älteren Patienten:
  - Langsame Blutdrucksenkung (innerhalb von Wochen)
  - Wenn unter Therapie gehäuft Schwindel (z. B. beim Aufstehen) bzw. Störungen des Allgemeinbefindens auftreten: Blutdruck nicht < 160/90 mmHg absenken

Hinweise zur Pflege

- Bei Diagnosestellung zu blutdruckregulierenden Allgemeinmaßnahmen beraten, z. B.:
  - Salzarme Diät
  - Gewichtsreduktion
  - Nikotinverzicht
  - Stressabbau
  - Sportliche u. körperliche Betätigung
- Pat. zur Blutdruckselbstkontrolle anleiten bzw. regelmäßige Blutdruckkontrolle durchführen
- Bei Bedarf Medikamenteneinnahme überwachen
- Auf unerwünschte Arzneimittelwirkungen achten, z. B. Schwindel, Verwirrtheit
- ➤ Sturzprophylaxe
- Bei hypertensiver Krise umgehend Sofortmaßnahmen einleiten:
  - Bettruhe
  - Pat. beruhigen
  - Leichte Oberkörperhochlagerung
  - Vitalzeichenkontrolle
  - Medikamentengabe nach ärztlicher Anordnung, z. B. Nitro-(Glyceroltrinitrat-)Zerbeißkapsel

Besondere Informationen

- Komplikation*: hypertensive Krise
  - Krisenhafter Blutdruckanstieg ≥ 200/120 mmHg ohne Hinweis auf akute* Organschäden
  - Kann in lebensbedrohlichen hypertensiven Notfall übergehen

Hypothyreose

Mangel an Schilddrüsenhormonen; syn. Schilddrüsenunterfunktion

Ursachen

- Primäre* Hypothyreose:
  - Störung liegt in der Schilddrüse, z. B. Schilddrüsenentzündung, Z. n. Schilddrüsenentfernung
- Sekundäre* Hypothyreose
  - Störung im Hormonstoffwechsel

Symptome

- Entgegengesetzt zur Hyperthyreose:
  - Antriebsarmut, Müdigkeit, Desinteresse
  - Verlangsamung der Herzfrequenz (Bradykardie), Herzrhythmusstörungen, Herzinsuffizienz
  - Haut: kühl, blass, trocken, teigig
  - Haare: trocken, brüchig
  - Raue u. heisere Stimme
  - Gesteigerte Kälteempfindlichkeit (Kälteintoleranz)
  - Appetitlosigkeit, Gewichtszunahme, Verstopfung (Obstipation)
- Im Alter uncharakteristische Symptome:
  - Deutlich eingeschränkte körperliche u. geistige Leistungsfähigkeit
  - Gedächtnisstörungen
  - Kälteintoleranz
  - Zeichen einer Depression

Therapie

- Lebenslange Einnahme von Schilddrüsenhormonen (L-Thyroxin)

Hinweise zur Pflege

- Regelmäßig Vitalzeichen kontrollieren
- Für warme Räume u. angemessene Kleidung sorgen
- Bei Bedarf Medikamenteneinnahme überwachen, Schilddrüsenhormone müssen morgens vor dem Frühstück eingenommen werden
- ➤ Obstipationsprophylaxe

Besondere Informationen

- Hypothyreose wird oft als Altersdepression verkannt
- Bei Patienten mit einer Koronaren Herzkrankheit können unter der Ein-

nahme von Schilddrüsenhormonen Angina-pectoris-Anfälle entstehen
- Angeborene Hypothyreose kann zu Kretinismus führen (körperliche u. geistige Entwicklung vermindert)

Hypotonie, arterielle

Chronisch oder chronisch* rezidivierende* Blutdruckwerte ≤ 100 mmHg; syn. niedriger Blutdruck; orthostatische Hypotonie: Blutdruckwerte fallen beim bzw. nach dem Aufstehen um mindestens systolisch 20 mmHg u. diastolisch 10 mmHg ab*

Ursachen

- Primäre* (essenzielle) Hypotonie: unbekannte Ursache
- Sekundäre* Hypotonie:
  - Medikamente, z. B. Psychopharmaka, Medikamente gegen Bluthochdruck (Antihypertonika), harntreibende Medikamente (Diuretika)
  - Als Folge einer Grunderkrankung, z. B. Herzkrankheiten, Hypothyreose
  - Flüssigkeitsmangel (Hypovolämie)
  - Lange Bettlägerigkeit
  - Nach Infektionskrankheiten*
- Orthostatische Hypotonie: Versacken des Blutes in den Beinen aufgrund einer fehlerhaften Kreislaufregulation

Symptome

- Eingeschränkte Leistungsfähigkeit
- Rasche Ermüdbarkeit
- Depressive Verstimmungen
- Schlafstörungen
- Kalte Hände u. Füße, Frösteln
- Stiche in der Herzgegend
- Orthostatische Hypotonie: beim Aufstehen aus dem Bett oder vom Stuhl
  - Schwindel
  - Benommenheit
  - Schwarzwerden vor Augen oder Flimmern
  - Ohrensausen
  - Herzklopfen
- Orthostatische Synkope: kurzfristiger Bewusstseins- u. Spannungsverlust der Muskulatur mit u. ohne Hinstürzen (syn. Kreislaufkollaps)

Therapie

- Grunderkrankung behandeln
- Kreislauftraining

Erstmaßnahmen bei orthostatischer Synkope, Kreislaufkollaps

- Pat. hinlegen bzw. liegen lassen
- Beine hochlagern
- Vitalzeichenkontrolle
- Arzt benachrichtigen,
- Ggf. Medikamente, die die Wirkung des Sympathikus fördern (Sympathomimetika), z. B. Etilefrin nach Arztanordnung

Hinweise zur Pflege

- Pat. aktivieren:
  - Bettgymnastik vor dem Aufstehen
  - Langsam aufstehen auch aus dem Sitzen
  - Regelmäßige Bewegung
- Gefäßtraining durch Wechselduschen u. Bürstenmassage
- Je nach Anordnung Medikamenteneinnahme vor dem Aufstehen
- Ausreichende Flüssigkeitszufuhr, Trinkplan führen
- Vorsicht bei Hitzeperioden oder Flüssigkeitsverlusten bei Durchfall u. Erbrechen: Gefahr des orthostatischen Kollaps
- ➤ Sturzprophylaxe
- Nach ärztlicher Anordnung: Kompressionsstrümpfe

Besondere Informationen

- Primäre* Hypotonie hat keinen Krankheitswert
- Jeder 4. Mensch > 65 Jahre leidet an einer orthostatischen Hypotonie

Ileus

Lebensbedrohliche Unterbrechung der Darmpassage durch mechanischen Verschluss des Darms (mechanischer Ileus) oder infolge einer Darmlähmung (paralytischer Ileus); syn. Darmverschluss

Ursachen

- Mechanischer Ileus (mechanische Verengung des Darmlumens):
  - Tumoren* (v. a. kolorektales Karzinom), Fremdkörper, Gallen- oder Kotsteine, Fremdkörper
  - Eingeklemmter Bruch (Inkarzeration einer Hernie), narbige Verwachsungen nach Operationen in der Bauchhöhle (Bridenileus)
- Paralytischer Ileus (Lähmung der Darmmuskulatur):
  - Bauchfellentzündung (Peritonitis), z. B. als Komplikation* einer Appendizitis
  - Frühe Komplikation* nach Bauchoperationen (Darmlähmung)

Symptome

- Hauptsymptome:
  - Stuhl- u. Windverhalt
  - Übelkeit u. Erbrechen (kann galle- oder kothaltig sein)
  - Blähungen (Meteorismus)
- Mechanischer Ileus:
  - Krampfartige Bauchschmerzen
  - Massiv angespannte Bauchdecke (Abwehrspannung)
  - Zu Beginn verstärkte Darmbewegung (Hyperperistaltik), sog. klingende Darmgeräusche hörbar
- Paralytischer Ileus:
  - Druckempfindlicher Bauch (Abdomen)
  - Aufgetriebenes Abdomen: fehlende Peristaltik, keine Darmgeräusche („Totenstille“)
  - Flüssigkeitsmangel (Hypovolämie) mit Gefahr eines Schocks*

Therapie

- Allgemeine Maßnahmen:
  - Vitalzeichenkontrolle
  - Nahrungskarenz
  - Keine Schmerzmittel verabreichen
  - Entlastung des Darms durch Magen- bzw. Dünndarmsonde
- Mechanischer Ileus:
  - Krankenhauseinweisung: OP zur Beseitigung des Hindernisses
  - Schmerztherapie erst nach gesicherter Diagnosestellung
- Paralytischer Ileus:
  - Beseitigung der Ursache

  - Medikamente, die die Darmbewegungen anregen (peristaltikstimulierend), z. B. Prostigmin, Takus

Hinweise zur Pflege

- Arzt verständigen
- Bettruhe
- Vitalzeichenkontrolle bis zum Eintreffen des Arztes
- Bei mechanischem Ileus keine Einläufe u. orale* Abführmittel verabreichen
- Bei Erbrechen: Aspirationsgefahr
- Hilfe bei den AEDL
- Ängste des Pat. wahrnehmen u. darauf eingehen

Besondere Informationen

- Prognose*:
  - Abhängig von Ursache u. Zeitpunkt der Diagnosestellung
  - Sterblichkeit (Letalität): 10–25 %
- Subileus: inkompletter Verschluss der Darmpassage

Immobilität

Eingeschränkte Beweglichkeit oder der Verlust der Fähigkeit, sich selbstständig fortzubewegen oder die Körperlage zu verändern

Ursachen

- Erkrankungen des Bewegungsapparates
  - Arthrosen
  - Oberschenkelfraktur
- Erkrankungen des Herz-Kreislauf-Systems
  - Herzinsuffizienz
  - Orthostatische Hypotonie
- Erkrankungen der Sinnesorgane
  - Seheinschränkung
  - Glaukom
- Erkrankungen des Nervensystems
  - Schlaganfall
  - Parkinson-Erkrankung
  - Multiple Sklerose
- Hirnleistungsstörungen
  - Demenz
  - Depression
- Schmerzen

Symptome

- Abhängig vom Schweregrad Einschränkungen beim
  - Gehen längerer Strecke
  - Treppensteigen
  - Selbstständigen Bewegen
  - Selbstständigen Lagewechsel vom Liegen in den Sitz oder in die aufrechte Position
- Folgen:
  - Zunehmender Verlust der selbstständigen Alltagsgestaltung
  - Selbstpflegedefizite
  - Gefahr der Entstehung von Dekubitalgeschwüren, Gelenkversteifungen (Kontrakturen), Muskelschwund (Muskelatrophie), Pneumonie, Verstopfung (Obstipation), Harninkontinenz, Stuhlinkontinenz, Mangelernährung, Flüssigkeitsmangel (Dehydratation)

Therapie

- Physiotherapie u. Ergotherapie
- Hilfsmittelversorgung, z. B. Gehhilfe
- Therapie der Grunderkrankung, z. B.:
  - Erkrankungen des Bewegungsapparates: OP, Schmerztherapie
  - Erkrankungen des Herz-Kreislauf-Systems: medikamentöse Therapie, z. B. bei Herzinsuffizienz
  - Erkrankungen des Nervensystems: medikamentöse Therapie, z. B. bei Parkinson-Erkrankung
  - Hirnleistungsstörungen: medikamentöse Therapie, z. B. bei Demenz, Depression

Hinweise zur Pflege

- Individuellen Pflege-, Bewegungsplan anlegen
- Je nach Grad der Immobilität:
  - Hilfestellung bei allen Transfers
  - Lagerung in Rückenlage, 30°-, Rechts- u. Linkslagerung
  - Aktive u. passive Bewegungsübungen je nach Ressourcen*
  - Gelenke frei u. in physiologischer* Stellung lagern
  - Spitzfußprophylaxe (➤ Kontrakturenprophylaxe)
  - Regelmäßige Einschätzung des Dekubitusrisikos (Bradenskala)
  - Einsatz einer Antidekubitusmatratze
  - Dehnungslagerungen, V-, A-, T- u. I-Lagerungen
  - ➤ Pneumonieprophylaxe
- Gefahr der sensorischen Deprivation entgegenwirken: entsprechende Umfeldgestaltung

Besondere Informationen

- Diagnostik
  - Beurteilung des Aufstehens aus einem Stuhl u. der Gehgeschwindigkeit (Timed-Get-Up-and-Go-Test)
  - Beurteilung des Gleichgewichts im Stehen u. Sitzen sowie der Gehqualität (Motilitätstest nach Tinetti)
  - Überprüfung der Koordination (Einbeinstand, Romberg-Test)
  - Beurteilung der allgemeinen Muskelkraft (Messung der Handgriffstärke, Handgrip-Test)
  - Beurteilung des Transfers (Esslinger-Transferskala)
  - Beurteilung der Aktivitäten des täglichen Lebens (Barthel-Index)
  - Beurteilung der Gedächtnis- u. Denkleistungen (kognitiven Leistungsfähigkeit) (Minimental-Status nach Folstein)
  - Beurteilung der sozialen Fähigkeiten (Sozialfragebogen)
- Immobilitätssyndrom gehört zu den Alters- (geriatrischen) Syndromen* wie Intelligenzabbau (Demenz), Instabilität durch Schlaganfall, Sturz oder Schwindel, Harninkontinenz, Stuhlinkontinenz, Einschränkung der Wahrnehmungsorgane (Glaukom, Diabetes mellitus, Innenohrschwerhörigkeit)
- Alterssyndrome sind durch unterschiedliche Symptome, die zusammenwirken gekennzeichnet, wobei sich die einzelnen Syndrome* ebenfalls gegenseitig beeinflussen können (Multimorbidität im Alter)

Influenza

Akut auftretende Infektionskrankheit* des Atmungs-(Respirations-)Traktes; syn. Grippe, grippaler Infekt**

Ursachen

- Infektion* mit Influenza-Viren durch Verbreitung der Viren über die Luft (Tröpfcheninfektion)

Symptome

- Plötzlicher Beginn mit Fieber > 38,5 °C
- Frösteln
- Schnupfen (Rhinitis)
- Rachenbeschwerden (Pharyngitis)
- Heiserkeit u. trockner Husten (Laryngo-Tracheo-Bronchitis)
- Auswurf: zäh u. spärlich
- Kopf-, Glieder-, Muskel-, Kreuzschmerzen
- Abgeschlagenheit
- Erbrechen, Durchfälle möglich
- Bei unkompliziertem Verlauf Rückbildung der Symptome nach 4–8 Tagen

Therapie

- Symptomatisch*: Fiebersenkung, z. B. durch Paracetamol-Gabe, ausreichend Flüssigkeit, evtl. Schleimlöser
- Medikamentös: antivirale Medikamente, z. B. Oseltamivir, Einsatz in den ersten 24–48 Stunden nach Auftreten der ersten Symptome

Hinweise für die Pflege

- Fieber senken durch Wadenwickel
- Trinkplan, da Gefahr eines Flüssigkeitsmangels (Exsikkose, Dehydratation)
- Unterstützung bei den AEDL
- ➢ Dekubitusprophylaxe
- ➢ Pneumonieprophylaxe
- ➢ Sturzprophylaxe
- Bei Erbrechen: Aspirationsgefahr

Besondere Informationen

- Komplikationen* bei gefährdeten Risikopatienten, z. B. ältere Menschen (mit Vorerkrankungen) oder abwehrgeschwächten Patienten:
  - Bronchitis
  - Pneumonie (Ursache von 80–100 % aller Todesfälle durch eine Influenzainfektion)
  - Nasennebenhöhlenentzündung (Sinusitis)
  - Mittelohrentzündung (Otitis media)
- Jährliche Schutzimpfung empfohlen für
  - Alle Personen > 60 Jahre
  - Personen mit erhöhtem Kontakt (Exposition)
  - Patienten mit chronischen* Herz- bzw. Lungenerkrankungen
  - Abwehrgeschwächte Personen

Insuffizienz, chronisch-venös

Andauernder mangelhafter Rücktransport des Blutes aus den tiefen Beinvenen aufgrund einer eingeschränkten Funktion des venösen Systems; syn. chronisch-venöses Stauungssyndrom

Ursachen

- Krampfadern (Varikosis)
- Verschluss der tiefen Beinvene (Phlebothrombose)

Symptome

- Einteilung:
  - Grad 1: abendliche Knöchelödeme, die reversibel* sind; erweiterte Venen an den Seiten der Füße
  - Grad 2: rotbraune Farbstoffeinlagerungen (Hyperpigmentierung) im Unterschenkelbereich, verhärtete Hautbezirke mit entzündlicher Rötung, daneben Hautbezirke, die geschrumpft u. hell (depigmentiert) sind (Atrophie blanche), Hautausschlag (Ekzem) mit Juckreiz, blauviolette (zyanotische) Hautverfärbungen
  - Grad 3: offene Wunden (floride Ulzera) bzw. abgeheilte Ulzera (mit Narbenbildung) meist oberhalb der Innenknöchel; syn. „offene Beine“

Therapie

- Therapie der Grunderkrankung, z. B. Varizen-OP
- Symptomatisch*:
  - Kompressionsverband
  - Kompressionsstrümpfe
  - Beine hochlagern
  - Aktivierung der Muskelpumpe durch Fußgymnastik

Hinweise zur Pflege

- Sitzen mit abgeknickten Beinen verstärkt die Symptome
- Unterstützung in AEDL Sich kleiden → Kompressionsstrümpfe
- Bei bestehender Peripherer arterieller Verschlusskrankheit keine Beinhochlagerung → verstärkt Symptome
- Hautpflege
- Wundpflege, Wundmanagement

Besondere Information

- Nur bei konsequenter Therapie sind die Heilungschancen günstig
- Komplikation*: flächige Entzündungsreaktionen mit Rötung u. Schwellung (Erysipel) bei Infektion*

Insuffizienz, zerbrovaskuläre

Durchblutungsstörungen des Gehirns; syn. Arterielle Verschlusskrankheit der Hirnarterien

Ursachen

- Arteriosklerose in den Hirnarterien

Symptome

- Einteilung:
  - Stadium I: ohne Symptome (bei vorhandenen Gefäßveränderungen)
  - Stadium II: transitorisch ischämische Attacke (TIA, vorübergehende Minderdurchblutung), Symptome bilden sich innerhalb von 24 Stunden komplett zurück, 80 % der Attacken dauern < 30 Minuten
  - Stadium II b: verlängertes (**p**rolongiertes), reversibles*, durch Minderdurchblutung bedingtes (**i**schämisches) neurologisches* **D**efizit (PRIND), Rückbildung der Symptome innerhalb von Tagen
  - Stadium III: fortschreitender (progredienter) Infarkt, über Stunden oder Tage zunehmende Symptomatik, z. T. reversibel*
  - Stadium IV: vollendeter Schlaganfall, chronisch* neurologisches* Defizit, Hirnschädigung führt zu dauerhaften Funktionseinschränkungen

Therapie

- Risikofaktoren* minimieren (➢ Arteriosklerose)
- Vorbeugung (Sekundärprophylaxe) eines möglichen Schlaganfalles durch Medikamente, z. B. Acetylsalicylsäure, Fett-(Lipid-)Senker, Bluthochdruckmedikamente (Antihypertensiva)
- OP bei hochgradigen Verengungen (Stenosen) in den Gefäßen, z. B. in der inneren Halsschlagader (Arteria carotis interna)

Hinweise zur Pflege

- ➢ Schlaganfall

Besondere Informationen

- 50 % der Patienten mit einer TIA zeigen geringe Schädigung im Gehirn
- Jeder 10. Patient, der eine TIA erlitten hat, entwickelt innerhalb eines Monats einen Schlaganfall, jeder 5. innerhalb eines Jahres

Intertrigo

Hautschädigung in den Körperfalten; syn. Wundreiben; umgangssprachlich Wolf

Ursachen

- Dauerhaftes Reiben der Hautpartien aufeinander
- Bildung von Feuchträumen zwischen Hautpartien
- Zusätzlich Besiedlung durch Bakterien oder Pilze (Hefepilze)

Symptome

- Hautbezirk gerötet
- Juckreiz
- Brennen
- Oberflächliche Wunden (Erosionen)
- Einrisse (Rhagaden)
- Besonders betroffen:
  - Körperfalten unter den Brüsten
  - Analfalte
  - Am Damm
  - Zwischen den Oberschenkeln

Therapie

- Hautfalten trocken halten
- Je nach Symptomen: medikamentenhaltige Salben, z. B. gegen Bakterien (Antibiotika) oder gegen Pilze (Mykotika)

Hinweise zur Pflege

- Juckreiz stillende Ganzkörperwaschung
- Hautpflege mit Wasser-in-Öl-Emulsionen
- Hautzwischenräume trocken halten
- Je nach Schweregrad Wundmanagement
- ➤ Intertrigoprophylaxe

Besondere Informationen

- Besonders gefährdet sind Diabetiker u. übergewichtige Menschen
- Frauen sind häufiger als Männer betroffen

Katarakt

Bezeichnung für Trübung der Augenlinse; syn. Grauer Star

Ursachen

- Alterungsprozesse (Alterskatarakt)
- Als Folge anderer Erkrankungen, z. B. Diabetes mellitus
- Trauma* des Augapfels
- Angeboren

Symptome

- Herabgesetzte Sehschärfe, z. B. unscharfe Farben u. Konturen, Sehen wie durch grauen Nebel, evtl. Doppelbildersehen
- Patienten sind sehr blendempfindlich, sehen in der Dämmerung besser
- Sehstörungen nehmen im Verlauf immer weiter zu, nur noch Helligkeitsunterschiede werden wahrgenommen
- Getrübte Linse sichtbar

Therapie

- Operative Entfernung der getrübten Linse mit Einsetzen (Implantation) einer Kunstlinse
- Anschließend Kontrolle des Sehfähigkeit
- Nach ca. 6–8 Wochen Anpassung einer Sehhilfe

Hinweise zur Pflege

- Je nach Schweregrad der Seheinschränkung Unterstützung bei den AEDL
- Unterstützung bei der Gabe von Augentropfen
- Nach OP: Lochkapselverband für ca. 3 Tage, anschließend Hohlverband zur Nacht ausreichend
- Auf angemessene Lichtverhältnisse achten
- Auf Verunsicherung durch Wahrnehmungsstörung eingehen

Besondere Informationen

- Entstandene Linsentrübung ist irreversibel*, i. d. R. kann mit OP wieder eine gute Sehschärfe erreicht werden
- 95 % aller Star-OPs verlaufen ohne Komplikation*, Auftreten eines sog. Nachstars möglich, Therapie: Laserentfernung

Keratoconjunctivitis sicca

*Trockene Entzündung der Bindehaut (Conjunctivitis sicca) u. der Hornhaut (Keratitis sicca) als Folge verminderter Tränensekretion mit mangelhafter Benetzung der Binde- u. Hornhaut; Syndrom** des *trockenen Auges, Horn- u. Bindehautentzündung*

Ursachen

- Alterungsprozesse
- Umwelteinflüsse, z. B:
  - Luftverschmutzung
  - Tabakrauch
  - Bildschirmarbeit
- Folge anderer Erkrankungen, z. B.
  - Arthritis, rheumatoide
  - Diabetes mellitus
- Folge einer eingeschränkten Funktion des Augenlides, z. B. bei Fazialisparese

Symptome

- Gerötetes Auge
- Brennen
- Jucken
- Fremdkörpergefühl
- Überempfindlichkeit gegenüber Licht
- Vermehrte Tränensekretion

Therapie

- Tränenersatzmittel in Form von Augentropfen oder Augengel

Hinweise für die Pflege

- Unterstützung bei Gabe der Augentropfen

Besondere Informationen

- Erkrankungshäufigkeit nimmt mit dem Alter zu
- Jeder 5. Patient, der einen Augenarzt aufsucht, hat ein „trockenes Auge“

Kolorektales Karzinom

Bösartiger Tumor des Dickdarms (Kolon) bzw. Enddarms (Rektum); syn. Kolon- bzw. Rektumkarzinom; umgangssprachlich Dickdarmkrebs bzw. Enddarmkrebs*

Ursachen

- Erblich (genetisch) bedingt
- Risikofaktoren*:
  - Gutartige Darmtumoren, z. B. Polypen, Adenome
  - Chronisch-entzündliche Darmerkrankungen
  - Alter > 40 Jahre
  - Fettreiche, ballaststoffarme Ernährung
  - Übergewicht

Symptome

- Späte, unspezifische Symptomatik:
  - Plötzliche Änderung der Stuhlgewohnheiten: Verstopfung (Obstipation), Durchfall (Diarrhö), Blähungen (Meteorismus), unwillkürlicher Stuhlabgang
  - Blut im Stuhl
  - Gewichtsabnahme
  - Schmerzen
  - Anämie
  - Schlechter Allgemeinzustand
- Im Spätstadium: Ileus
- Ausbildung von Tochtergeschwülsten (Metastasierung) in Lymphknoten, Leber, Lunge , Knochen

Therapie

- Kurativ*:
  - Chirurgische Entfernung (Resektion) des betroffenen Kolonabschnitts einschließlich regionaler Lymphknoten:
  - Je nach Lokalisation* mit oder ohne Anlage eines künstlichen Darmausgangs (Kolostoma, Anus praeter)
  - Ggf. operative Entfernung vereinzelter (isolierter) Lebermetastasen
  - Oft nach OP: Chemotherapie*
  - Regelmäßige Nachkontrolle zur Erkennung von lokalen* Rezidiven* u. Metastasen
- Bei fortgeschrittener Erkrankung symptomlindernde Maßnahmen:'
  - Belassen des Tumors*
  - Anlage eines Anus praeter
  - Schmerztherapie

Hinweise zur Pflege

- ➢ Obstipationsprophylaxe
- Postoperative Pflege:
  - Vitalzeichen beobachten u. dokumentieren
  - Allgemeinzustand beobachten
  - Schmerztherapie nach Arztanordnung durchführen
  - Flüssigkeitsbilanzierung
  - OP-Wunde, Verbände kontrollieren
  - Sonden, Drainagen*: Abfluss kontrollieren
  - Nahrungsaufbau
- Unterstützung bei der Stoma-Pflege u. Hautpflege
- Psychische* Unterstützung durch Gespräche:
  - Ängste u. Sorgen erfragen
  - Information des Pat. über möglichen Behandlungsverlauf
  - Evtl. Information über Umgang mit Anus praeter

Besondere Informationen

- 90 % der kolorektalen Karzinome treten nach dem 50. Lebensjahr auf
- Prognose*: 5-Jahres-Überlebensrate 50 %, bei OP im frühen Stadium bis zu 95 %
- Vorbeugung (Prophylaxe): Vorsorgeuntersuchungen ab dem 50. Lebensjahr

Kolpitis senilis

Chronische Entzündung der Scheide (Vagina) mit Schrumpfungsprozess; syn. Scheidenentzündung, Vaginitis*

Ursachen

- Verdrängung der physiologischen* Scheidenflora, z. B. durch Östrogenmangel
- Erreger, z. B. Bakterien, Viren, Pilze (Soorkolpitis), Parasiten (Trichomonadenkolpitis)
- Eindringen der Erreger, z. B. beim Geschlechtsverkehr oder durch Tampons

Symptome

- Ausfluss (Fluor vaginalis), unangenehmer Geruch
- Juckreiz, brennende Schmerzen im Bereich der Vaginalhaut

Therapie

- Je nach Erreger lokale* Anwendung von Medikamenten
- Nach Erregerbehandlung Aufbau einer funktionsfähigen Schleimhaut u. eines normalen Scheidenmilieus, z. B. durch Milchsäurescheidenzäpfchen (-ovula)
- Lokale* Östrogenbehandlung

Hinweise zur Pflege

- Beratung zur sorgfältigen Intimhygiene:
  - Vorlagen ohne Plastikfolie nutzen
  - Regelmäßiger Wechsel mehrmals tgl. u. direkte Entsorgung der Vorlagen
  - Tgl. Wechsel des Slips; dieser sollte weit sein, nicht einengen oder reiben, aus atmungsaktiver Baumwolle, bei 60 °C gewaschen werden
  - Intimhygiene nur mit milden Waschsubstanzen, gründliches Abspülen von Seifenresten; keine Benutzung von Deos oder Scheidenspülungen
- Ovula kurz vor dem Schlafengehen verabreichen, damit Substanz nicht wieder abfließt
- Pat. im Umgang mit Ovula anleiten

Besondere Informationen

- Bei älteren Patienten sollte ein Karzinom* ausgeschlossen werden

Kontraktur

Dauerhafte Verkürzung von Muskeln, Sehnen u. Bändern, die zur dauerhaften Bewegungseinschränkung von Gelenken führt

Ursachen

- Lähmungen, z. B. nach Schlaganfall
- Inaktivität, Immobilität
- Ausgeprägte Narbenbildung, z. B. nach Verbrennungen
- Entzündliche Erkrankungen des Bewegungsapparates, z. B. rheumatoide Arthritis

Symptome

- Einteilung nach Gelenkstellung:
  - Beugekontraktur: Gelenksteife in Beugekontraktur, Streckung unmöglich
  - Streckkontraktur: Gelenksteife in Streckstellung, Beugung unmöglich
  - Abduktions- bzw. Adduktionskontraktur: tritt insbesondere am Daumen auf, Daumen dauerhaft abgespreizt (Abduktionskontraktur); Daumen dauerhaft auf dem Handteller liegend (Adduktionskontraktur), Einschränkung der Greiffunktion

Therapie

- Evtl. operative Lösung der verkürzten Strukturen

Hinweise für die Pflege

- Bewegungsübungen, passives Durchbewegen
- ➢ Kontrakturenprophylaxe
- Physiotherapie

Besondere Informationen

- Gefahr einer zunehmenden Immobilität u. Abnahme der Selbstständigkeit
- Erhöhte Sturzgefahr

Koronare Herzkrankheit (KHK)

Erkrankung der Herzkranzgefäße, die zu einem Missverhältnis zwischen Sauerstoffbedarf u. Sauerstoffangebot (Koronarinsuffizienz) u. zu einer Mangeldurchblutung (Ischämie) des Herzmuskels führt

Ursachen

- Arteriosklerose der Herzkranzgefäße

Symptome

- Unterschiedliche Erscheinungsformen:
  - Brustenge (Angina pectoris): anfallsartig auftretender Schmerz im Brustbereich (Minderdurchblutung ist rückbildungsfähig)
  - Herzinfarkt: Minderdurchblutung mit Untergang von Herzmuskelgewebe
  - Schädigung des Herzmuskels, z. B. bei Linksherzinsuffizienz
  - Herzrhythmusstörungen
  - Plötzlicher Herztod

Therapie

- Risikofaktoren* abbauen, Lebensführung ändern (➢ Arteriosklerose)
- Medikamentengabe
- OP (➢ Herzinfarkt)

Hinweise zur Pflege

- Pflege abhängig von Schwere u. Erkrankungsform der Koronaren Herzkrankheit
- Minimierung der Risikofaktoren* (➢ Arteriosklerose)
- Nebenwirkungen der Medikamente wie Kopfschmerzen, Schwindel, Hitzegefühl u. schnellen Puls erkennen
- Keine üppigen Mahlzeiten, sondern mehrere kleine Mahlzeiten über den Tag verteilt anbieten
- Beratung zur Gestaltung des Alltags:
  - Übermäßige körperliche Anstrengungen vermeiden
  - Aber: angemessene Belastung ist erwünscht
  - Bei Bedarf Unterstützung der Aktivitäten des täglichen Lebens unter Wahrung der größtmöglichen Selbstständigkeit
- Psychische* Belastungen u. Aufregungen fernhalten
- Alle Maßnahmen in Ruhe vornehmen, Ruhe vermitteln, Betroffenen nicht alleine lassen

Besondere Informationen

- Häufigste Todesursache in den Industrieländern
- Immer mehr ältere Menschen erkranken an einer Koronaren Herzkrankheit

Korsakow-Syndrom

Nach dem Neurologen u. Psychiater Korsakow benanntes Krankheitsbild mit typischen psychischen Symptomen; syn. Amnestisches Psychosyndrom, Korsakow-Psychose*

Ursachen

- Alkoholkrankheit
- Schädel-Hirn-Trauma
- Vitaminmangelzustände

Symptome

- Desorientierung
- Gedächtnisstörungen
- Störung der Konzentrationsfähigkeit
- Erzählen von erfundenen Geschichten, die der Pat. für seine eigenen Erinnerungen hält, um Gedächtnislücken zu überdecken (Konfabulation)

Therapie

- Therapie der Grunderkrankung
- ➢ Demenz

Hinweise zur Pflege

- Orientierungshilfen
- Gedächtnistraining
- Biografiearbeit
- Akzeptieren der subjektiven* (falschen) Erinnerung bei Konfabulation
- Vitamin-B_1-Nahrungsergänzung
- Tagesstrukturierende Maßnahmen
- Unterstützung bei den AEDL
- ➢ Demenz

Besondere Informationen

- Je nach Ursache reversibel* oder irreversibel*

Leberzirrhose

Irreversible Zerstörung der Leberläppchenstruktur mit knotigem Umbau des Lebergewebes*

Ursachen

- Chronischer* Alkoholkonsum (50 %)
- Spätfolge einer chronischen* Leberentzündung (Hepatitis), z. B. Virushepatitis (25 %)
- Gallenwegserkrankungen mit Gallestau
- Kardiovaskulär*, z. B. Stauungsleber bei Rechtsherzinsuffizienz
- Leberschädigende Medikamente oder Chemikalien

Symptome

- Mattigkeit
- Gewichtsverlust
- Erhöhte Blutungsneigung
- Druckgefühl oder Schmerzen im Oberbauch
- Leberhautzeichen
  - Gefäßsternchen (Spider naevi)
  - Gerötete Handinnenflächen
  - Lackzunge (glatt u. rot)
  - Mundwinkeleinrisse (Rhagaden)
  - Verstärkte Venenzeichnung am Bauchnabel (Medusenhaupt)
- Hormonelle Störungen, z. B. Potenzstörungen, Brustbildung beim Mann (Gynäkomastie), Verlust der männlichen Sekundärbehaarung (Bauchglatze), Menstruationsstörungen
- Bei Gallestau: Gelbfärbung der Haut (Ikterus), quälender Juckreiz

Therapie

- Absolute Alkoholkarenz
- Leberschädigende Medikamente meiden
- Therapie der Grunderkrankung u. Komplikationen*, z. B. Aszitespunktion
- Ggf. Lebertransplantation

Hinweise zur Pflege

- Symptomreiches Krankheitsbild, erfordert v. a. im Spätstadium umfangreiche Pflege:
  - Vitalzeichen u. Bewusstseinslage beobachten
  - Bauchumfang tgl. messen
  - Körpergewicht tgl. kontrollieren
  - Flüssigkeitsbilanzierung u. Blutungszeichen beobachten
- Ernährung: kochsalzarm, leicht verdaulich, vitaminreich
- ➢ Dekubitusprophylaxe
- ➢ Thromboseprophylaxe
- ➢ Kontrakturenprophylaxe

- Infektionsgefahr
- Unterstützung bei der Körperpflege
- Evtl. warme Leberwickel bei Druckgefühl im Oberbauch
- Gespräche anbieten
- Evtl. > palliative Pflege

Besondere Informationen

- Männer häufiger als Frauen betroffen (7:3)
- Symptome erklären sich aus eingeschränkter Synthese- u. Entgiftungsfunktion der Leber
- Komplikationen*:
  - Pfortaderhochdruck mit Entstehung von Krampfadern in der Speiseröhre (Ösophagusvarizen) mit akuter* Blutungsgefahr (lebensbedrohlich) u. Aszites
  - Beeinträchtigung der geistigen Leistungsfähigkeit durch mangelhafte Entgiftung hirnschädigender körpereigner Abbauprodukte (hepatische Enzephalopathie) bis zum Leberkoma (lebensbedrohlich)
  - Erhöhtes Risiko eines Leberzellkarzinoms

Leistenhernie

Ausstülpung von Bauchfell (Bruchsack) u. zeitweilig Organen (Bruchinhalt) durch eine Lücke (Bruchpforte) in der Bauchwand im Bereich der Leiste; syn. Leistenbruch, Hernia inguinalis

Ursachen

- Angeboren durch unvollständige Entwicklung der Bauchwand
- Bindegewebeschwäche der Bauchwand
- Begünstigt durch erhöhten Druck in der Bauchhöhle als Folge von chronischem* Husten oder Heben schwerer Lasten

Symptome

- Frühphase: stechende, strahlende Schmerzen in der Leiste
- Im Stehen dezente Vorwölbung oder Schwellung, v. a. beim Husten, Pressen oder Niesen
- Kann bei Männern zum Anschwellen des Hodensackes (Skrotum) führen (Skrotalhernie)

Therapie

- Operativer Verschluss der Bruchpforte
- Bandage (sog. Bruchband) sollte nicht benutzt werden, da Gefahr der Einklemmung (Inkarzeration)

Hinweise zur Pflege

- ➤ Obstipationsprophylaxe
- Bei vorhandenem Bruchsack:
  - Hautfarbe u. Größe des Bruchsacks beobachten u. dokumentieren
  - Auf entsprechende Kleidung achten
- Postoperative* Pflege:
  - Wunde auf Arztanordnung mit einem kleinem Sandsack komprimieren*
  - Lagerung der Hoden auf einem Hodenbänkchen
  - Bei Schwellung des Hodensacks Kühlung
  - Schmerzmittel b. Bed.
  - ➤ Obstipationsprophylaxe
  - Mobilisation
  - Pat. informieren, dass vollständige Belastbarkeit erst nach 6–12 Wochen erreicht ist

Besondere Informationen

- Häufigste Hernie (75 %), v. a. Männer betroffen
- Bruchsack kann sich im Laufe der Zeit vergrößern
- Komplikation*: Einklemmung (Inkarzeration) mit Gefahr des Untergangs von eingeklemmtem Gewebe
- Andere Bruchpforten: Nabel, Narben in der Bauchwand

Lungenemphysem

Überblähung des Lungengewebes mit Elastizitätsverlust u. Zerstörung von Lungenbläschen (Alveolen)

Ursachen

- Chronische* Lungenerkrankungen, die mit einer Verengung (Obstruktion) der Atemwege (Bronchien) einhergehen, z. B. chronisch* obstruktive Bronchitis, Asthma bronchiale
- Altersbedingter Elastizitätsverlust des Lungengewebes (Altersemphysem)

Symptome

- Atemnot (Dyspnoe), zunächst unter Belastung später auch in Ruhe
- Evtl. blau-violette Verfärbung der Haut (Zyanose)
- Husten, Auswurf
- Fassförmiger, starrer Brustkorb (Fassthorax)
- Im Spätstadium: Zeichen der Rechtsherzinsuffizienz

Therapie

- Behandlung der Grund- u. Folgeerkrankung
- Gabe von atemwegs-(bronchien-)erweiternden Medikamenten
- Atemgymnastik
- Infektprophylaxe durch Schutzimpfung, z. B. Influenza
- Bei bakterieller Infektion*: gegen Bakterien wirksame Medikamente (Antibiotika)

Hinweise zur Pflege

- Gesundheitsbewusstsein fördern, z. B. Beratung zur Raucherentwöhnung
- Sorgen u. Ängste wahrnehmen u. ansprechen
- Atemunterstützende Maßnahmen, z. B. Lagerung, Kutschersitz, Lippenbremse
- ➢ Pneumonieprophylaxe
- Bei zunehmender Immobilität: ➢ Dekubitusprophylaxe
- Unterstützung bei AEDL
- Abhusten erleichtern, Sekretlösung fördern, ausreichende Flüssigkeitszufuhr
- Ausdauerleistung u. Selbstständigkeit erhalten
- ➢ Bronchitis

Besondere Informationen

- Veränderungen des Lungengewebes irreversibel*
- Therapie zielt auf den Erhalt noch gesunder Strukturen ab
- Zerstörung der Alveolen führt zur Bildung sog. Emphysemblasen (luftgefüllte Räume in der Lunge, die nicht mehr am Gasaustausch teilnehmen)
- Emphysematiker lassen sich klinisch unterscheiden in:
  - Pink puffer („rosa Schnaufer"): hager bis untergewichtig, deutliche Atemnot (Dyspnoe), kaum Blaufärbung der Haut (Zyanose), trockener Reizhusten
  - Blue bloater (blauer Bläser): übergewichtig, kaum Atemnot (Dyspnoe), ausgeprägte Blaufärbung der Haut (Zyanose), produktiver Husten
- Komplikation*: massiv eingeschränkte Lungenfunktion (respiratorische Insuffizienz) mit Blaufärbung der Haut (Zyanose) bedingt durch Sauerstoffmangel u. gleichzeitigem Anstieg des Kohlendioxids u. massiver Atemnot in Ruhe (Ruhedyspnoe), Beatmung notwendig

Lungenkrankheit, chronisch obstruktive

Chronisch progressive* Lungenkrankheit, gekennzeichnet durch eine irreversible* Verengung (Obstruktion) der Atemwege, chronic obstructive lung disease (COLD) = chronische* obstruktive Lungenkrankheit = chronic obstructive pulmonary disease (COPD)*

Ursachen

- Chronische* Bronchitis
- Lungenemphysem

Symptome

- Andauernder Husten
- Auswurf
- Zunächst Atemnot (Dyspnoe) unter Belastung, später auch in Ruhe

Therapie

- ➢ Bronchitis
- ➢ Lungenemphysem

Hinweise zur Pflege

- ➢ Bronchitis
- ➢ Lungenemphysem
- Kontakte zu Selbsthilfegruppen vermitteln

Besondere Informationen

- Ca. 10 % der erwachsenen Bevölkerung in Deutschland betroffen
- Häufigste Erkrankung der Atmungsorgane, in den Industrieländern vierthäufigste Todesursache
- Verlauf:
  - Beginn mit chronischer* Bronchitis
  - Atemnot (Dyspnoe) unter Belastung u. Leistungsabfall
- Komplikationen*:
  - Akute* Bronchitis
  - Pneumonie
- Spätkomplikationen:
  - Lungenemphysem
  - Massiv eingeschränkte Lungenfunktion (respiratorische Insuffizienz)
  - Rechtsherzinsuffizienz

Lungenödem

Ansammlung von Flüssigkeit im Lungengewebe oder in den Lungenbläschen (Alveolen)

Ursachen

- Erkrankungen des Herzens, z. B. Herzinsuffizienz, Herzinfarkt
- Andere Ursachen:
  - Ausfall der Nierenfunktion (Urämie)
  - Allergie* im Rahmen eines akuten* Lungenversagens (Schocklunge), z. B. infolge einer Verbrennung

Symptome

- Hustenreiz mit Auswurf von schaumig-blutigem Sputum
- Rasch zunehmende schwerste Atemnot (Dyspnoe)
- Brodelnde Atemgeräusche, ohne Stethoskop hörbar (Rasseln)
- Blau-violette Färbung der Haut (Zyanose) u. Blässe
- Unruhe, Erstickungs- u. Todesangst

Therapie

- Notfall

Erstmaßnahmen

- Pat. beruhigen u. Sicherheit vermitteln
- Herzbettlagerung (Oberkörper hoch, Beine tief)
- Vitalzeichenkontrolle
- Atemwege freihalten, evtl. Absaugen von Flüssigkeit mittels Katheter über die Luftröhre
- Nach ärztlicher Anordnung: Sauerstoffgabe (Nasensonde oder Maske)

Hinweise zur Pflege

- Situation erkennen
- Pat. nicht alleine lassen
- Psychische* Betreuung
- Über Notruf Arzt verständigen u. Beginn der Sofortmaßnahmen
- Vitalzeichenkontrolle
- Sputumbecher zum Abhusten bereitstellen
- Beobachtung der Haut: Blaufärbung (Zyanose), Blässe, Kaltschweißigkeit
- Befunddokumentation

Besondere Informationen

- Aufgrund der Todesangst wird zu Beginn der Therapie eine Beruhigung (Sedierung) mittels Medikamenten durchgeführt, z. B. Morphin, Diazepam

Makuladegeneration, altersbedingt

Fortschreitender Sehverlust durch eine Schädigung im Bereich des sog. gelben Fleckens (Makula) der Netzhaut (Retina), wobei das Sehen am äußeren Rand des Gesichtsfeldes erhalten bleibt; syn. AMD

Ursachen

- Ablagerung von körpereigenen Stoffwechselprodukten zwischen Netzhaut u. Aderhaut des Auges
- Risikofaktoren*:
  - Rauchen
  - Veranlagung
  - Hypertonie

Symptome

- Mäßiger Sehverlust (trockene = altersbedingte Makuladegeneration)
- Verzerrt Sehen: Menschen können in ihren Umrissen gesehen, aber Gesichter nicht scharf gesehen werden
- Massiver Sehverlust (feuchte Makuladegeneration)

Therapie

- Laserstrahl oder OP
- Sehhilfen

Hinweise zur Pflege

- Bei der Anwendung von Sehhilfen, z. B. Lupenbrille, Bildschirmlesegeräte, unterstützen
- Wohnraum individuell anpassen u. gestalten zur besseren Orientierung u. um Selbstständigkeit zu erhalten
- Bei der Alltagsgestaltung unterstützen

Besondere Informationen

- Hauptursache für eine Erblindung bei Menschen > 50 Jahre

Mammakarzinom

Bösartiger Tumor der Brustdrüse; syn. Brustkrebs*

Ursachen

- Entartung des Brustdrüsengewebes, genaue Ursache unklar
- Risikofaktoren*:
  - Veranlagung, familiäre Belastung
  - Erste Regelblutung vor dem 12. Lebensjahr, später Zeitpunkt der letzten Regelblutung (Menopause) nach dem 50. Lebensjahr
  - Keine Geburten bzw. erste Schwangerschaft nach dem 35. Lebensjahr

Symptome

- Leitsymptom: nicht druckschmerzhafter, meist derber Knoten in der Brust
- Unverschieblichkeit der Haut über dem Knoten
- Grobporigkeit der Haut (Orangenhautphänomen)
- Einziehung der Haut, z. B. der Brustwarze (Mamille)
- Unterschiedliches Verhalten der Brüste beim Heben der Arme
- Absonderung von Sekreten aus der Brustwarze
- Ekzemartige Hautveränderungen
- In späteren Stadien geschwüriger Tumorzerfall (Ulzerationen)

Therapie

- Einsatz eines Therapiekonzeptes bestehend aus operativer Therapie, Strahlentherapie*, Chemotherapie*, Hormontherapie* und/oder Antikörpertherapie*
- Brustamputation (Mastektomie): Entfernung der Brustdrüse mit Achsellymphknoten u. Erhalt der Brustmuskeln
- Verfahren zur Brustwiederherstellung (Brustrekonstruktion), z. B. Büstenhalterprothesen, implantierbare Prothesen*, Rekonstruktion aus körpereigenem (autologen) Material

Hinweise zur Pflege

- Postoperative* Pflege:
  - Schmerzkontrolle, Schmerzmittel (Analgetika) nach Anordnung (Expertenstandard Schmerz beachten)
  - Druckentlastende Lagerung des betroffenen Armes
  - Armumfang messen zum frühzeitigen Erkennen eines Lymphödems
  - Lymphödemprophylaxe
  - ➢ Kontrakturenprophylaxe

- Frühzeitiges Erkennen von Nachblutungen der OP-Wunde
- Verbandskontrolle
- Kontrolle des Sekrets in der Redon-Drainage auf Menge u. Aussehen
- Mobilisation
- Unterstützung bei den AEDL
- Fragen u. Unsicherheiten aufgreifen u. klären
- Angehörige in Pflege u. Beratung einbeziehen wenn gewünscht
- Unterstützung bei der psychischen* Krankheitsbewältigung
- Beratung zu Brustprothesen, Rehabilitationsmaßnahmen
- Informationen zu Selbsthilfegruppen

- > Palliative Pflege:
  - Psychische* Unterstützung
  - Schmerzbehandlung
  - Armumfang messen, um frühzeitig ein Lymphödem zu erkennen
  - Lymphödemprophylaxe
  - Bei geschwürigem Tumor* : Wundmanagement
  - Sturzprophylaxe

Besondere Informationen

- Häufigster bösartiger (maligner) Tumor* bei Frauen; jede 9. Frau erkrankt im Laufe ihres Lebens an einem Mammakarzinom
- Vorkommen zwischen dem 45. u. 70. Lebensjahr
- Komplikationen*:
  - Ausbildung von Tochtergeschwülsten (Metastasierung) in lokalen* Lymphknoten und/oder Organen z. B. Knochen, Leber, Lunge
  - Andauernde Schwellung, z. B. im Armbereich als Folge eines andauernden Lymphödems

Mangelernährung im Alter

Ungleichgewicht zwischen Nahrungsaufnahme u. Nährstoffverbrauch mit Mangel an Energie, Eiweiß sowie anderen Nährstoffen wie Vitaminen u. Spurenelementen; zählt zur Malnutrition; syn. Unter- bzw. Fehlernährung

Ursachen

- Appetitlosigkeit
- Vermindertes Durstgefühl
- Verändertes Geschmacksempfinden
- Kaubeschwerden
- Schluckstörungen
- Andere Erkrankungen, z. B. Demenz

Symptome

- Körpermassenindex (Body-Mass-Index [BMI]) < 18,5
- Gewichtsverlust von 5 kg innerhalb der letzten 6 Monate
  - Gewichtsverlust mit Verlust von Fettmasse (Anorexie)
  - Gewichtsverlust mit Verlust von Muskelmasse (Sarkopenie)
  - Gewichtsverlust mit Verlust von Fett- u. Muskelmasse (Auszehrung, Kachexie)

Therapie

- Ursache beseitigen
- Besondere Kostformen, z. B. pürierte Kost, Nahrungsergänzungen, Trinknahrung
- Ernährung mittels Ernährungssonde, z. B. PEG

Hinweise zur Pflege

- Krankheitsursache bestimmt das Nahrungsangebot
- Mahlzeiten ansprechend gestalten
- Mehrere kleine Mahlzeiten reichen
- Mit Pat. Vorlieben herausfinden
- Trinknahrung anbieten
- Bei Kachexie Prophylaxen durchführen
- Expertenstandard Ernährung beachten

Besondere Informationen

- Quantitative (generelle) Mangelernährung: alle lebenswichtigen Nährstoffe fehlen
- Qualitative (spezifische) Mangelernährung: Bedarf an bestimmten Nährstoffen nicht gedeckt
- Wichtig ist eines frühzeitige Diagnose durch Erfassen der Ernährungssituation mittels Mini Nutritional Assessment (MNA, Verfahren zur Beurteilung der Ernährungssituation)

- Untersuchungen (ErnSTES-Studie, 2009) ergaben, dass ca. ⅔ aller Bewohner von Alten- u. Pflegeheimen von Mangelernährung betroffen bzw. gefährdet sind

- Komplikationen*:
  - Dekubitusgefahr
  - Infektgefahr
  - Wundheilungsstörungen
  - Eingeschränkte körperliche u. geistige Leistungsfähigkeit

Meteorismus

Vermehrter Gasgehalt im Magen-Darm-Trakt mit subjektiven Beschwerden*

Ursachen

- Andauernder Meteorismus:
  - Vermehrtes Luftschlucken, z. B. durch Stress, Angst, Luftröhrenschnitt (Tracheostoma)
  - Gesteigerte Gasbildung im Darm, z. B. bedingt durch bestimmte Nährstoffe (Ballaststoffe, Sondenernährung, Nahrungsunverträglichkeiten)
  - Eingeschränkte Funktion der Darmbakterien, z. B. infolge einer Therapie mit Medikamenten, die gegen Bakterien wirksam sind (Antibiotika)
  - Gestörte Beweglichkeit (Motilität) des Magen-Darm-Traktes infolge eines Reizdarmes
- Akuter* Meteorismus: Ileus

Symptome

- Völlegefühl
- Aufgeblähtsein
- Rumorende (gut hörbare) Darmgeräusche
- Druckgefühl und/oder Schmerzen im Oberbauch („eingeklemmte Winde")
- Häufiges Luftaufstoßen
- Vermehrter Abgang von Darmgas (Winden) über den After (Flatulenz)
- Gefühl, dass die Kleidung zu eng ist

Therapie

- Ursache beseitigen
- Symptomlinderung:
  - Angepasste Ernährung
  - Stuhlregulierung
  - Gabe von Wirkstoffen gegen Blähungen (Karminativa), z. B. ätherische Öle aus Fenchel, Kümmel, Anis, Pfefferminz

Hinweise zur Pflege

- Pat. über Ernährung aufklären
- Pat. bei der Nahrungsauswahl unterstützen
- Subjektive* Haltung des Pat. gegenüber der Verdauung herausfinden
- Angemessene Ernährung zusammenstellen
- Ausreichende Flüssigkeitszufuhr
- Angemessene Kleidung
- ➤ Obstipationsprophylaxe

Besondere Informationen

- Neben Schmerzen im Bauchbereich u. Verstopfung (Obstipation) gehört der Meteorismus zu den am häufigsten geklagten Bauch-(Abdominal-)Beschwerden
- Jeder 5. Erwachsene klagt über gelegentliches Auftreten eines Blähgefühls
- Viele Patienten sprechen aus Scham nicht über ihre Beschwerden

Methicillin-resistente Staphylococcus-aureus-(MRSA-)Infektionen

Infektion mit speziellen Bakterien (Staphylococcus aureus), die gegen spezifische antibakterielle Medikamente (Antibiotika), z. B. Methicillin, widerstandsfähig (resistent) oder gegen viele Antibiotika (multi)resistent sind*

Ursachen

- Bakterium Staphylococcus aureus ist bei vielen Menschen im Körper, z. B. im Nasenrachenraum vorhanden
- Risikofaktoren* für Resistenzbildung:
  - Verminderte Immunabwehr
  - Verminderter Allgemeinzustand
  - Erhöhtes Lebensalter
  - Diabetes mellitus
- Infektion* erfolgt meist im Krankenhaus
- Übertragung durch direkten Körperkontakt (Kontaktinfektion), z. B. Hände, auch über die Luft (aerogen) durch Staub oder Tröpfchen

Symptome

- Symptome abhängig vom Ort der Infektion* :
  - Haut: Furunkel
  - Pneumonie
  - Verbreitung im gesamten Körper mit Befall innerer Organe = schwerste Form (Sepsis*)

Therapie

- Strengste Hygienemaßnahmen:
  - Im Krankenhaus: Isolierung
  - In Einrichtungen der stationären Altenhilfe: laut Robert-Koch-Institut Isolierung nur dann notwendig, wenn Mitbewohner offene Wunden, z. B. PEG hat (Leitlinien des Robert-Koch-Instituts unter www.rki.de)

Hinweise zur Pflege

- Spezielle Hygienemaßnahmen beachten:
  - Händedesinfektion
  - Schutzkittel, Mund- u. Nasenschutz
  - Einmalhandschuhe beim Umgang mit verunreinigten (kontaminierten) Gebrauchsgegenständen, Materialien, Geräten oder Instrumenten
  - Desinfektion benutzter Gegenständen mit speziellen Desinfektionsmitteln

- Besonders gefährdet: Mitbewohner, z. B. mit offenen Wunden, Kathetern, Sonden, z. B. PEG
- Sozialer Isolierung vorbeugen (➤ Deprivation)
- Bei Infektion* der Haut: Wundmanagement
- Bei Pneumonie: Atemübungen
- Prophylaxen je nach Beeinträchtigung:
  - ➤ Pneumonieprophylaxe
  - ➤ Kontrakturenprophylaxe,
  - ➤ Dekubitusprophylaxe
- Unterstützung bei AEDL

Besondere Informationen

- Ca. 30 % der Bevölkerung haben eine Besiedlung (Kolonisation) mit Staphylococcus aureus im Bereich der Haut und/ oder Schleimhäute ohne Krankheitssymptome zu zeigen (asymptomatische Infektion*)
- In Deutschland infizieren sich ca. 50.000 Patienten pro Jahr

Muskelatrophie

Abnahme der Muskelmasse als Folge einer Verkleinerung des Muskeldurchmessers (einfache Muskelatrophie) oder der Zahl von Muskelfasern (numerische Muskeltatrophie); syn. Muskelschwund

Ursachen

- Erblich (genetisch) bedingt
- Mangelernährung
- Immobilität
- Ruhigstellung, z. B. infolge einer Knochenbruchbehandlung
- Rheumatoide Arthritis
- Periphere* Nervenlähmung, z. B. Fazialislähmung

Symptome

- Sichtbare verkleinerte Muskelumfänge
- Je nach Schweregrad eingeschränkte Beweglichkeit (Mobilität)

Therapie

- Je nach Ursache: schnellst mögliche Mobilisation
- Tgl. Bewegungsübungen, Krafttraining; bei eingeschränkter Mobilität im Sitzen oder im Bett
- Physio-, Ergotherapie

Hinweise zur Pflege

- Je nach Ausprägung: Unterstützung bei den AEDL
- Alltagsaktivitäten mit Bewegungsübungen verknüpfen: z. B. vor der Grundpflege, Sitzgymnastik vor den Mahlzeiten, als Maßnahme der 10-Minuten-Aktivierung
- Gehtraining

Besondere Informationen

- Auch bei jungen Menschen kommt es bei Inaktivität zur Muskelatrophie; der Unterschied zum älteren Menschen ist die deutlich erhöhte Zeitdauer, die der ältere Mensch für die Wiederherstellung durch entsprechende Trainingsmaßnahmen benötigt
- Komplikationen*:
  - Erhöhte Sturzgefahr
  - Immobilität

Neglect

Häufig halbseitige Vernachlässigung des Körpers oder der Umgebung

Ursachen

- Schädigung einer typischen Hirnregion (Schläfen- oder Parietallappen) als Folge eines Schlaganfalles

Symptome

- Gliedmaßen einer Körperhälfte können spontan nicht bewegt werden, nur nach spezieller Aufforderung (motorischer Neglect)
- Nichtreagieren auf sichtbare Ereignisse, z. B. nur eine Hälfte des Tellers wird leer gegessen
- Beim Nachzeichnen von Gegenständen wird der Gegenstand nur halbseitig gezeichnet (visueller Neglect)
- Nichtwahrnehmen von Ereignissen auf der betroffenen Seite, z. B. Nichtreagieren auf Ansprache oder Berührung von bzw. an der betroffenen Körperhälfte (kombinierter [supramodaler] Neglect)
- Meistens linke Körperhälfte betroffen, da Schädigung in der sog. nichtdominanten (meistens rechten) Hirnhälfte liegt

Therapie

- Übungen zur gezielten Hinwendung u. Nutzung der betroffenen Körperhälfte bzw. des Umfeldes

Hinweise zur Pflege

- Mobilisation u. Lebensraumgestaltung nach dem Bobath-Konzept
- Komplettes Team u. die Angehörigen über Störung aufklären
- Unterstützung bei den AEDL
- Auf genügend Flüssigkeitsaufnahme achten
- Mobilisation ➤ Dekubitus
- Selbstwertgefühl u. Selbstvertrauen durch Gespräche stärken
- ➤ Hemiparese

Besondere Informationen

- Umfeldgestaltung erfolgt so, dass der Pat. über die betroffene Körperhälfte handelt

Niereninsuffizienz, chronische

Langsam zunehmende Einschränkung der Funktion beider Nieren, die zunächst mit einer vermehrten Harnausscheidung später mit einer eingeschränkten Ausscheidung von Wasser u. harnpflichtigen Stoffen einhergeht, im Endstadium kommt es zu einer Vergiftung des Körpers mit harnpflichtigen Stoffen (Urämie)

Ursachen

- Folge von Erkrankungen wie Diabetes mellitus, Hypertonie
- Wiederholte schwerwiegende Nierenentzündungen, z. B. Glomerulonephritis, Nierenbeckenentzündung (Pyelonephritis)
- Jahrelanger Schmerzmittelmissbrauch
- Nierensteine
- Prostatahyperplasie

Symptome

- Frühstadium:
  - Vermehrte Harnausscheidung (Polyurie): > 2800 ml in 24 Stunden, wenig gefärbter, heller Urin, Urin nicht konzentriert
  - Vermehrtes nächtliches Wasserlassen (Nykturie)
  - Hypertonie
  - Wasseransammlung (Ödeme*) in den unteren Gliedmaßen, Lidödeme
  - Eingeschränkte Leistungsfähigkeit, schnelle Ermüdbarkeit
- Im weiteren Verlauf alle Organsysteme betroffen:
  - Herz- u. Kreislauf: Hypertonie, Flüssigkeitsansammlung im Herzbeutel (Perikarditis)
  - Lunge: Lungenödem, Luftnot
  - Magen-Darm-Trakt: Übelkeit, Erbrechen
  - Haut: Juckreiz, milchkaffeefarbige (café-au-lait) Haut, Uringeruch (Foetor uraemicus)
  - Gehirn: Kopfschmerzen, Benommenheit, vermehrte Schläfrigkeit, Krampfneigung, Bewusstlosigkeit bis hin zum Koma*
  - Blut: Anämie, vermehrte Blutungsneigung
  - Zunehmend Zeichen der Urämie

Therapie

- Keine nierenschädigenden Stoffe zuführen
- Nach Möglichkeit Therapie der Grunderkrankung
- Symptomatische Therapie bei Hypertonie, Ödemen*, Anämie, Elektrolytverschiebungen

- Zu Beginn bei Polyurie: vermehrte Flüssigkeitszufuhr
- Bei beginnender Urämie: protein- u. kaliumarme (kein Obst), kalziumreiche, natriumarme Diät
- Konsequente Infektbehandlung
- Künstliche Blutreinigung (Dialyse)
- Evtl. Nierentransplantation

Hinweise zur Pflege

- Bei vermehrter Harnausscheidung: Gefahr der Harninkontinenz
- Trinkplan führen, da Gefahr des Flüssigkeitsmangels
- Nach Anordnung Flüssigkeitsbilanzierung von Ein- u. Ausfuhr
- Krankenbeobachtung: auf Urämiezeichen achten
- Regelmäßige Kontrolle des Körpergewichtes zum schnellen Erkennen von Wassereinlagerungen
- Flüssigkeitszufuhr nach Arztanordnung
- Pat. u. Angehörige über Diätvorschriften informieren
- Infektprophylaxe
- Pflege mit milden Seifen, Hautlotion, um Juckreiz u. Austrocknung der Haut zu vermeiden
- Unterstützung bei den AEDL b. Bed.
- Besondere Pflege des für die Dialyse notwendigen Gefäßzuganges (Shuntpflege)

Besondere Informationen

- Chronische* Niereninsuffizienz ist fortschreitend u. irreversibel*, lediglich der Verlauf kann gebremst werden
- Die diabetische Nierenschädigung ist Ursache jeder 3. chronischen* Niereninsuffizienz im Endstadium

Nierenversagen (akute Niereninsuffizienz)

Plötzlicher kompletter oder teilweiser Ausfall der Nierenfunktion bei zuvor Gesunden, die reversibel* ist; syn. akute*Niereninsuffizienz, ANV*

Ursachen

- Ursache liegt vor der Niere (prärenales ANV, 70–80 %): verminderte Nierendurchblutung, z. B.
  - Im Schock*
  - Als Folge großer Blut- oder Flüssigkeitsverluste (Hypovolämie)
  - Im Rahmen schwerster Infektionskrankheiten*
- Ursache liegt in der Niere ([intra-]renales ANV): massive Nierenschädigung, z. B.
  - Durch Gewebszerfall bei Mehrfachverletzungen (Polytrauma)
  - Medikamenteneinnahme, z. B. Schmerzmittel (nichtsteroidale Antirheumatika)
  - Schwere Entzündungen der Niere
- Ursache liegt nach der Niere (postrenales ANV): Harnsperre durch Abflussbehinderung, z. B.
  - Steine in Nierenbecken, Harnleiter, Blase oder Harnröhre
  - Bösartige Tumoren*
  - Fehlplatzierte oder verstopfte Harnkatheter

Symptome

- (Stark) verminderte Harnausscheidung (Oligurie bis Anurie) = Leitsymptom
- Ödeme*, Lungenödem mit Luftnot
- Anstieg harnpflichtiger Substanzen = Urämiesymptome (➤ Niereninsuffizienz)
- Erhöhung des Blutkaliums (Hyperkaliämie) (kann zu Herzrhythmusstörungen führen)
- Übersäuerung des Blutes (metabolische Azidose)

Therapie

- Intensivpflichtiges Krankheitsbild
- Therapie der Grunderkrankung bzw. Ursache ausschalten
- Je nach Ursache: harntreibende Medikamente (Diuretika) intravenös* zur Entwässerung; Ausgleich der Elektrolytverschiebungen
- Protein-, natrium- u. kaliumarme Ernährung

- Bei Infektverdacht: gegen Bakterien wirksame Medikamente (Antibiotika)
- Künstliche Blutreinigung (Dialyse)

Hinweise zur Pflege

- Notfall
- Vitalzeichen kontrollieren
- Bewusstsein kontrollieren
- Tgl. Körpergewicht bestimmen
- Urämiezeichen beachten
- Befunde dokumentieren
- Pat. meist ängstlich u. unruhig: Sicherheit vermitteln
- Bei Erbrechen: Oberkörperhochlagerung

Besondere Informationen

- Prinzipiell reversibel*, aber abhängig von der Grunderkrankung lebensbedrohlich

Normalhydrozephalus

Erweiterung der mit Hirnwasser (Liquor) gefüllten Hohlräume im Gehirn (Hirnventrikel) mit normalem Hirn- bzw. Liquordruck; syn. normotoner Hydrozephalus; umgangssprachlich Wasserkopf

Ursachen

- Unklar, insbesondere bei Menschen ab dem 60. Lebensjahr
- Folge einer Schädelhirnverletzung

Symptome

- Symptomtrias:
  - Gangstörung mit kleinschrittigem, klebendem Gangbild
  - Gut erhaltene Beweglichkeit
  - Einschränkung der geistigen Leistungsfähigkeit bis Demenz
- Harninkontinenz

Therapie

- OP mit Anlage eines Katheters zur Ableitung des überschüssigen Hirnwassers

Hinweise zur Pflege

- Nach OP: Patientenbeobachtung, auf Zeichen eines gesteigerten Hirndrucks wie plötzlich auftretende Übelkeit, Erbrechen u. Kopfschmerzen achten
- Bei Gangstörungen ➤ Sturzprophylaxe

Besondere Informationen

- Bei früher Diagnose u. erfolgreicher Therapie (vollständiger) Rückgang der Symptome möglich

Nykturie

Gehäuftes nächtliches Wasserlassen

Ursachen

- Herzinsuffizienz
- Prostatahyperplasie
- Niereninsuffizienz

Symptome

- Ein bei normaler Trinkmenge gehäuftes nächtliches Wasserlassen (> 2-mal pro Nacht)

Therapie

- Therapie der Grunderkrankung

Hinweise für die Pflege

- Auf barrierefreien Weg zur Toilette achten (➤ Sturzprophylaxe)
- Patienten trinken am Abend nichts mehr → Gefahr eines Flüssigkeitsmangels, deshalb ggf. Trinkplan erstellen

Besondere Informationen

- Eine Nykturie kann auch durch die Einnahme von harntreibenden Medikamenten ausgelöst werden

Oberschenkelfraktur, pertrochantär und subtrochantär

Bruch (Fraktur) des Oberschenkelknochens (Femur) stamm- bzw. hüftnah (proximal); pertrochantär: die Bruchlinie verläuft zwischen dem großen Rollhügel (Trochanter major) u. dem kleinen Rollhügel (Trochanter minor); subtrochantär: die Bruchlinie verläuft unterhalb des Trochanter major

Ursachen

- Sturz auf die Hüfte
- Risikofaktor*: Osteoporose

Symptome

- Starke Schmerzen in Hüfte u. Leiste sowie bei Druck auf den Oberschenkel im körpernahen Drittel (Bereich des Trochanter major)
- Bewegungseinschränkung: Patienten können nicht gehen u. das Bein meist nicht aktiv anheben
- Das betroffene Bein kann im Vergleich zum gesunden verkürzt sein
- Im Bereich des Bruches Bluterguss (Hämatom) u. Schwellung möglich

Therapie

- Zeitnahe OP: Stabilisierung des Knochenbruchs durch Einsatz spezieller Materialien, z. B. Nagel, Hüftschraube
- Schnellst mögliche Mobilisation mittels Physiotherapie; Gangschulung

Hinweise zur Pflege

- Bei Sturz: Sturzereignis dokumentieren, Vitalzeichenkontrolle
- Betroffenes Bein auf einem Kissen lagern
- Wundpflege
- Regelmäßige Bewegungsübungen, Gangschulung
- Vorsicht: Medikamente, z. B. Psychopharmaka, Bluthochdruckmittel können das Gleichgewicht beeinflussen bzw. Schwindel auslösen
- ➤ Sturzprophylaxe, da Gefahr des Ausbrechens der eingesetzten Materialien mit dauerhafter Immobilität
- Bei eingeschränkter Beweglichkeit nach der OP folgende Prophylaxen durchführen
  - ➤ Kontrakturenprophylaxe
  - ➤ Dekubitusprophylaxe

  - ➤ Pneumonieprophylaxe
  - ➤ Obstipationsprophylaxe
  - ➤ Thromboseprophylaxe

Besondere Informationen

- Ca. $\frac{1}{3}$ aller Menschen > 65 Jahre erleiden pro Jahr mindestens ein Sturzereignis mit z. B. Frakturen und/oder Einschränkung der Bewegungsfähigkeit
- Bei den über 80-jährigen Menschen ist es jeder 2., der pro Jahr ein Sturzereignis erleidet
- Vorbeugung:
  - Hüftprotektoren
  - Schwellenfreie Wohnraumgestaltung
  - Gute Beleuchtung auch nachts
  - Überprüfung der Sehfähigkeit
- Komplikationen* nach OP:
  - Wundheilungsstörungen
  - Phlebothrombose
  - Pneumonie
  - Eingeschränktes Hautempfinden oder Kribbeln (Sensibilitätsstörungen) im Bereich der Narbe
  - Ein Teil der Patienten erhält trotz OP seine Bewegungsfähigkeit nicht wieder vollständig zurück

Oberschenkelhalsfraktur

Bruch (Fraktur) des Teils des Oberschenkelknochens (Femur), der zwischen Hüftkopf u. dem großen Rollhügel (Trochanter major) liegt; die Bruchlinie verläuft innerhalb des Hüftgelenkes = Schenkelhals; Bruchlinie direkt unterhalb des Hüftgelenkkopfes = mediale Schenkelhalsfraktur; Bruchlinie im unteren Schenkelhalsbereich oberhalb der Rollhügel = laterale Schenkelhalsfraktur; syn. Schenkelhalsfraktur (SHF)

Ursachen

- Sturz auf die Hüfte
- Risikofaktor*: Osteoporose

Symptome

- Starke Schmerzen in der Hüfte u. Leiste sowie bei Druck auf den großen Rollhügel (von außen seitlich auf das Hüftgelenk)
- Typische Stellung des Beines: Fuß des betroffenen Beines zeigt nach außen (Außenrotation), betroffenes Bein verkürzt im Vergleich zum gesunden
- Bewegungseinschränkung: Patienten können nicht gehen u. das Bein meist nicht aktiv anheben
- Im Bereich des Bruches Bluterguss (Hämatom) u. Schwellung möglich

Therapie

- Ohne OP (konservativ):
  - Nur bei Frakturen, die eine typische Stellung der Bruchstücke (eingestaucht) haben u. deshalb trotz Fraktur belastungsstabil sind
  - 1–2 Wochen Bettruhe
  - Anschließende zunehmende Mobilisation u. Belastung des betroffenen Beines unter physiotherapeutischer Kontrolle
- OP:
  - Möglichst zeitnah
  - Bei älteren Patienten (abhängig von körperlicher Leistungsfähigkeit u. Alter) Versorgung meist mit belastungsstabilem, künstlichem Hüftgelenk (Endoprothese), entweder nur Einsatz einer Oberschenkelkopfprothese oder zusätzlich Einsatz einer Hüftgelenkspfanne (Totalendoprothese, TEP)
- Schnellst mögliche Mobilisation mittels Physiotherapie; Gangschulung

Hinweise zur Pflege

- Bei Sturz: Sturzereignis dokumentieren, Vitalzeichenkontrolle
- Betroffenes Bein auf einem Kissen lagern
- Nach OP: zunächst Entlastung des betroffenen Beines, dann Teilbelastung (das Bein wird mit einem Teil des Körpergewichtes belastet) mittels Unterarmgehstützen
- Nach Einsatz eines künstlichen Hüftgelenkes sind folgende Bewegungen wegen erhöhter Gefahr für eine Auskugelung (Luxation) untersagt:
  - Beine überkreuzen
  - Hüftbeugung über 90°
  - Kombinierte Bewegungen, z. B. Hüftbeugung mit Drehung des Oberschenkels
- Unterstützung bei den AEDL b. Bed.
- ➤ Oberschenkelfraktur

Besondere Informationen

- Komplikationen* nach OP:
  - Gefahr des Auskugelns des Oberschenkelkopfes (Luxation)
  - ➤ Oberschenkelfraktur

Obstipation

Gekennzeichnet durch eine verminderte Stuhlentleerung (Häufigkeit < 3-mal pro Woche) u. starkes Pressen während der Stuhlentleerung (Defäkation); syn. Verstopfung

Ursachen

- Chronisch* gewohnheitsmäßige (habituelle) Obstipation:
  - Bewegungsmangel
  - Faserarme Kost
  - Verminderte Flüssigkeitsaufnahme
- Medikamente, z. B. Antiparkinson-Medikamente, Medikamente gegen Depressionen (Antidepressiva), Neuroleptika
- Organische Veränderungen am Darm, Entzündungen, z. B. Divertikulitis, Divertikel, schmerzhafte Hämorrhoiden
- Nervenschädigungen, z. B. bei Parkinson-Erkrankung, Schlaganfall, diabetischer Nervenschädigung (Neuropathie, Diabetes mellitus)

Symptome

- Starkes Pressen bei Stuhlentleerung
- Schmerzen bei Stuhlentleerung
- Blähungen (Meteorismus)
- Druckgefühl im Bauchbereich
- Klumpiger, harter Stuhlgang
- Gefühl der unvollständigen Entleerung
- Gefühl, Stuhl nicht entleeren zu können

Therapie

- Therapie der Grunderkrankung
- Ernährungsumstellung, ausreichende Flüssigkeitszufuhr, Bewegung
- Weglassen verstopfender Medikamente u. Nahrungsmittel, z. B. Weißbrot
- Gabe von Abführmitteln (Laxanzien), z. B.
  - Quellstoffe wie Leinsamen, Weizenkleie
  - Schwer aus dem Darm aufzunehmende Salze wie Glauber-, Bittersalz
  - Die Darmbewegung (Peristaltik) anregende Wirkstoffe wie Rizinusöl

Hinweise zur Pflege

- Trinkplan
- Darmmassage: in Richtung der Dickdarmbewegungen leicht mit Hand massieren
- Tgl. Bewegungsübungen
- ➢ Obstipationsprophylaxe
- Intimpflege

Besondere Informationen

- Ca. 20–30 % der über 60-jährigen Menschen leiden unter einer Obstipation
- Häufigkeit nimmt mit dem Alter zu
- Doppelt so viele Frauen wie Männer betroffen

Osteoporose

Skeletterkrankung mit Verminderung der Knochenmasse u. -festigkeit mit erhöhtem Bruch-(Fraktur-)Risiko; syn. Knochenschwund

Ursachen

- Primäre* Osteoporose (95 %):
  - Ursache weitgehend unbekannt
  - Postmenopausale u. senile Form: begünstigende Faktoren sind Östrogenmangel nach den Wechseljahren (postmenopausal), zunehmendes Alter, weibliches Geschlecht, körperliche Inaktivität, Mangelernährung z. B. Kalzium u. Vitamin D
- Sekundäre* Osteoporose: Folge einer Grunderkrankung, z. B.
  - Langfristige Kortisonbehandlung
  - Diabetes mellitus
  - Hyperthyreose
  - Alkoholkrankheit
  - Chronische* Niereninsuffizienz
  - Immobilität
  - Rheumatoide Arthritis

Symptome

- Veränderung der Knochenstruktur ohne Beschwerden (Stadium der präklinischen Osteoporose)
- Andauernde Knochenschmerzen insbesondere im Rückenbereich
- Veränderung der Körperstatur durch Wirbelkörpereinbrüche (ohne äußere Gewalteinwirkung), z. B. Rundrücken, Buckelbildung, Abnahme der Körpergröße
- Knochenbrüche (Frakturen) bei kleinsten Belastungen, auch ohne erkennbare Ursache (Spontanfrakturen), z. B. Wirbel, Schenkelhals, Speiche (Radius)

Therapie

- Bei sekundärer* Form Therapie der Grunderkrankung
- Bewegungsübungen zur Verbesserung der Koordination u. Muskelkraft
- Physiotherapie
- Anpassen eines Mieders bzw. Korsetts bei Wirbelsäulenverformungen
- Schmerztherapie:
  - Schmerzmittel
  - Linderung durch physikalische Maßnahmen, z. B. Wärme- u. Kälteanwendungen
  - Lagerung
- Kalziumreiche Ernährung oder Ersatz von Kalzium u. Vitamin D durch zusätzliche Zufuhr

- Medikamente, die die Knochenbildung fördern u. den Knochenabbau hemmen, z. B.
  - Biphosphonate in Kombination mit Kalzium u. Vitamin D
  - Hormontherapie* bei Frauen (wegen des erhöhten Risikos für zusätzliche Erkrankungen wie Schlaganfall wird heutzutage davon abgeraten)

Hinweise zur Pflege

- Pflegerische Maßnahmen abhängig vom Zustand des Pat. u. Ausmaß der Einschränkungen
- Hilfe bei den AEDL
- ➤ Sturzprophylaxe
- Bei veränderter Körperstatur auf angemessene Kleidung achten
- Unterstützung beim Anziehen von Mieder oder Korsett
- Regelmäßige Bewegungsübungen
- Ausgewogene Ernährung bzw. kalziumreiche Kost
- Verzicht auf Alkohol, Nikotin
- Kontakt zu Selbsthilfegruppen

Besondere Informationen

- In Deutschland ca. 65.000 Schenkelhalsfrakturen pro Jahr als Folge der Osteoporose
- Häufig bleibende Bewegungseinschränkungen oder Pflegebedürftigkeit
- Häufigste Knochenkrankheit im höheren Lebensalter

Ovarialkarzinom

Bösartiger (maligner) Tumor des Eierstocks (Ovars); syn. Eierstockkrebs*

Ursachen

- Ursache unbekannt; diskutiert werden familiäre Veranlagung u. hormonelle Ursachen

Symptome

- Späte, meist allgemeine oder unspezifische Symptomatik:
  - Unterbauchbeschwerden
  - Völlegefühl
  - Vermehrter Harndrang
  - Blähungen
  - Schmerzen beim Stuhlgang
- Zunahme des Bauchumfangs durch Tumor* selbst oder tumorbedingten Aszites
- In höheren Stadien Allgemeinsymptome:
  - Müdigkeit
  - Leistungsabfall
  - Gewichtsverlust

Therapie

- OP: Entfernung der Eierstöcke u. der Gebärmutter sowie der Lymphknoten
- Nach OP meist Chemotherapie*
- Hormontherapie*, wenn keine Heilung möglich

Hinweise zur Pflege

- Auf Nebenwirkungen der Chemotherapie* u. Strahlentherapie* achten (➤ Bronchialkarzinom)
- Beine hochlagern, da Schwellungen in den Beinen möglich sind (Lymphödeme)
- Wenn keine Heilung möglich: Grundsätze der ➤ palliativen Pflege, v. a. angemessene Schmerztherapie beachten
- Psychische* Betreuung

Besondere Informationen

- Altersgipfel 6. Lebensjahrzehnt, kann aber in allen Altersstufen auftreten

- Verlaufskontrollen bei ausgedehnten Tumoren*, z. B. über 5 Jahre alle 3 Monate
- Prognose* wegen fehlender Früherkennung schlecht
- Komplikationen*:
  - Lageveränderung, z. B. Verdrehung oder Einriss (Ruptur) des Tumors* mit massiven Beschwerden im Bauchraum (akutes* Abdomen) → Notfall
  - Bildung von Tochtergeschwülsten (Metastasierung), z. B. Lymphknoten im Becken- u. Bauchraum, Gebärmutter, Harnblase u. Darm

Pankreaskarzinom

Bösartiger (maligner) Tumor der Bauchspeicheldrüse (Pankreas); syn. Bauchspeicheldrüsenkrebs*

Ursachen

- Unbekannt
- Risikofaktoren*:
  - Rauchen
  - Alkohol
  - Chronische* Bauchspeicheldrüsenentzündung (Pankreatitis)

Symptome

- Frühsymptome fehlen
- Im späten Stadium:
  - Gewichtsverlust
  - Oberbauchbeschwerden
  - Übelkeit, Verdauungsstörungen
  - Gelbfärbung der Haut (Ikterus) durch tumorbedingten Verschluss des Gallenganges (Verschlussikterus)
- Auftreten einer Phlebothrombose möglich

Therapie

- OP: aufgrund später Diagnose nur bei 10–20 % der Patienten möglich
- Nach OP: Strahlentherapie* u. Chemotherapie*
- Wenn keine Heilung möglich: Symptomlinderung (palliative* Therapie), z. B.
  - Nur Chemotherapie*
  - Ableitung der Gallenflüssigkeit bei Ikterus
  - Erhalt der Magen-Darmpassage durch Anlage einer Sonde
- Schmerztherapie

Hinweise zur Pflege

- Auf Nebenwirkungen der Chemotherapie* u. Strahlentherapie* achten (➤ Bronchialkarzinom)
- Wenn keine Heilung möglich: Grundsätze der ➤ palliativen Pflege beachten, z. B. angemessene Schmerztherapie (Expertenstandard Schmerz beachten)
- Psychische* Betreuung

Besondere Informationen

- Männer häufiger als Frauen betroffen, Altersgipfel 60.–70. Lebensjahr
- Schlechte Prognose*: mittlere Überlebenszeit 6 Monate

Parkinson-Erkrankung

Mit Abbau von Nervengewebe einhergehende (neurodegenerative) Erkrankung in typischen Hirnregionen (extrapyramidales Nervensystem); syn. Schüttellähmung, Parkinson-Syndrom, Morbus Parkinson, benannt nach dem Arzt James P. Parkinson*

Ursachen

- Untergang von Nervenzellen im Gehirn, die den Botenstoff (Transmitter) Dopamin produzieren → Transmitterungleichgewicht im Gehirn: Dopaminmangel bei gleichzeitigem Überschuss des Botenstoffes Acetylcholin
- Primäre* Form: unbekannte Ursache
- Symptomatische* bzw. sekundäre* Form:
  - Arzneimittel, z. B. Neuroleptika
  - Arteriosklerose der Hirngefäße
  - Hirnentzündungen
  - Vergiftungen, z. B. durch Kohlenmonoxid

Symptome

- Hauptsymptomatik:
  - Zittern (Tremor) in Ruhe, vor allem an den Händen („Pillendrehertremor"), verstärkt bei Aufregung
  - Steifigkeit der Muskulatur (Rigor) durch erhöhten Spannungszustand (Tonus) der Muskulatur, bei Bewegung lässt der Muskeltonus nur ruckartig nach (Zahnradphänomen), nach vorn gebeugte Körperhaltung
  - Abnahme (Hypokinese) bzw. Verlust (Akinese) der willkürliche Mitbewegungen mit verminderter Mimik, vermindertem Lidschlag (Hypomimie), Maskengesicht, kleinschrittigem, schlurfenden Gang und fehlender Mitbewegung der Arme, kleiner werdender Schrift (Mikrographie), leiser u. monotoner Stimme
  - Unwillkürliche, nicht beeinflussbare Bewegungsstörung mit Fallneigung u. Sturzgefahr
  - Einfriereffekt („Freezing effect"): eine plötzlich einsetzende, Sekunden andauernde Bewegungsunfähigkeit, z. B. plötzliches Stehenbleiben vor einer geöffneten Tür
- Weitere Symptome:
  - Vegetative* Störungen, z. B. vermehrter Speichelfluss bei verzögertem Schluckakt
  - Vermehrte Talgproduktion (Seborrhö) mit Salbengesicht
  - Verstopfung (Obstipation)
  - Psychische* Störungen, z. B. depressive Zustände, geistige Verlangsamung

Therapie

- Medikamentöse Therapie, z. B. L-Dopa, Dopaminagonisten, MAO-B-Hemmer, Amantadin
- Physiotherapie, Ergotherapie, Logopädie
- Eventuell spezielle (stereotaktische) OP am Gehirn, wenn medikamentöse Therapie keine Besserung bringt

Hinweise zur Pflege

- Erhalt der Selbstständigkeit durch:
  - Bewegungs- u. Gehübungen
  - Physiotherapie
  - Massagen
  - Wärmetherapie
  - Ergotherapie
- Pat. Zeit einräumen zur möglichst eigenständigen Durchführung der AEDL
- Technische Hilfen bereitstellen (z. B. spezielles Essbesteck)
- Kommunikationstraining (Angehörige einbeziehen), Logopädie
- Psychische* Unterstützung:
  - Gesprächskontakte ermöglichen
  - Pat. ermuntern Geduld mit sich zu haben
- Je nach Schweregrad der körperlichen Beeinträchtigung Prophylaxen durchführen:
  - ➢ Kontrakturenprophylaxe
  - ➢ Pneumonieprophylaxe
  - ➢ Obstipationsprophylaxe
- Auf ausreichende Flüssigkeitszufuhr achten, Trinkplan führen
- Bei Körperpflege unterstützen, besonders achten auf:
  - Seborrhö
  - Vermehrten Speichelfluss
  - Einrisse im Bereich der Mundwinkel
- Kontaktdaten zu Selbsthilfegruppen vermitteln, z. B. Deutsche Parkinson Vereinigung

Besondere Informationen

- Häufigkeit:
  - Betroffen sind 1 % aller über 60-Jährigen (Parkinson-Erkrankung = häufigste neurologische* Erkrankung im fortgeschrittenen Lebensalter)
  - Männer häufiger als Frauen betroffen
- Prognose*: keine Heilung möglich, zunehmende Bewegungseinschränkung, erhöhtes Risiko für eine Pflegebedürftigkeit im Alter

Parotitis, acuta

Eitrige Entzündung der Ohrspeicheldrüse (Parotis); syn. Ohrspeicheldrüsenentzündung

Ursachen

- Bakteriell bedingt, z. B. durch Streptokokken, Staphylokokken
- Begünstigende Faktoren:
  - Verminderter Speichelfluss u. Kautätigkeit
  - Ernährung über Sonden
  - Speichelsteine (Sialolithiasis) verlegen Ausführungsgang der Ohrspeicheldrüse
  - Schwere Allgemeinerkrankungen, z. B. Diabetes mellitus
- Viral bedingt: „Ziegenpeter“ (betrifft vornehmlich Kinder u. Jugendliche)

Symptome

- Schwellung vor dem Ohr, die schmerzhaft u. druckempfindlich ist
- Rötung u. Hitzegefühl in diesem Bereich
- Erschwerte Öffnung des Mundes (sog. Kieferklemme)
- Entleerung von Eiter über den Ausführungsgang in die Mundhöhle möglich (Ausführungsgang mündet im Bereich der Wangentasche)

Therapie

- Bei Bakterien: gegen Bakterien wirksame Medikamente (Antibiotika)
- Anregung des Speichelflusses

Hinweise zur Pflege

- Regelmäßige Mundpflege
- Speichelfluss anregen
- Maßnahmen der > Parotitisprophylaxe bei Patienten mit Sonden, z. B. mit PEG
- Pflege von Lippen u. Schleimhaut

Besondere Informationen

- Komplikation*: Bildung einer Eiterhöhle (Abszess), operative Eröffnung notwendig
- Unterhalb der Parotis verzweigt sich der Fazialisnerv, der bei Operationen verletzt werden kann

Phlebothrombose

Verschluss einer tiefen Beinvene durch ein Blutgerinnsel (Thrombus); tiefe Venenthrombose

Ursachen

- Veränderte Bluteigenschaften („Virchowsche Trias")
  - Strömungsverlangsamung, z. B. bei Immobilität, Herzinsuffizienz
  - Schädigungen an der Venenwand, z. B. durch Knochenbrüche, Operationen, oberflächlichen Venenentzündung (Thrombophlebitis)
  - Veränderte Blutzusammensetzung, z. B. Einnahme von Antikonzeptiva („Pille")

Symptome

- Schwere- u. Spannungsgefühl, ziehende Schmerzen vergleichbar mit „Muskelkater"
- Schwellung des betroffenen Beines (Umfangsdifferenz zwischen beiden Beinen) mit Glanzhaut oder bläulich-roter Verfärbung
- Überwärmung
- Das Bein ist entlang des Verlaufes der tiefen Beinvene druckempfindlich
- Kann symptomarm verlaufen → Gefahr einer Verschleppung des Blutgerinnsels in die Lunge (Lungenembolie)

Therapie

- Auflösung oder Entfernung des Thrombus durch OP oder Medikamentengabe
- Verhinderung einer erneuten Thrombusbildung (Antikoagulation) oder Blutgerinnselverschleppung durch Medikamentengabe (Antikoagulanzien), z. B. Heparin, später mit Kumarinpräparaten
- Kompressionsbehandlung mittels Wickeln oder Kompressionsstrumpf

Hinweise zur Pflege

- Bei Schwellung:
  - Tgl. Beinumfang messen u. dokumentieren
  - Bein hochlagern
  - Auf erhöhte Dekubitusgefahr achten (➤ Dekubitusprophylaxe)
- Mobilisation nach ärztlicher Anordnung
- Beim Anziehen des Kompressionsstrumpfes unterstützen, dabei auf Faltenfreiheit achten

- Patienten unter Antikoagulanzien haben erhöhte Blutungsneigung, Verletzungen vermeiden
- ➢ Thromboseprophylaxe

Besondere Informationen

- Risiko, eine Phlebothrombose zu entwickeln, nimmt mit dem Alter zu

- Komplikationen*:
  - Lungenembolie (in 50 % aller Fälle)
  - Dauerhafter Verschluss der tiefen Beinvene (postthrombotische Syndrom*)
  - Chronisch-venöse Insuffizienz

Pleuraerguss

Flüssigkeitsansammlung im Spalt zwischen Brust- u. Lungenfell (Pleurahöhle)

Ursachen

- Tumoren* (50 %)
- Infektionen* (30 %)
- Herzinsuffizienz (10 %)
- Entzündung der Bauchspeicheldrüse (Pankreatitis)
- Bestimmte Bindegewebserkrankungen (Kollagenosen)

Symptome

- Atemnot, atemabhängige Schmerzen im Brustkorb (Thoraxschmerzen) unterschiedlicher Stärke
- Gedämpfter Klopfschall über dem Erguss, abgeschwächtes bzw. fehlendes Atemgeräusch

Therapie

- Therapie der Grunderkrankung
- Entlastung durch Pleurapunktion oder Pleuradrainage
- Bei Rezidiven* ggf. Verklebung (Pleurodese) oder Entfernung der Pleurablätter (Pleurektomie)

Hinweise zur Pflege

- Atemunterstützende Maßnahmen, z. B. Lagerung, Lippenbremse
- Pat. ist stark in seiner Belastbarkeit eingeschränkt, benötigt Hilfe bei den AEDL
- Prophylaxen durchführen
- Vorbereitung, Assistenz u. Nachsorge bei Pleurapunktion

Besondere Informationen

- Einteilung je nach Art der Flüssigkeit:
  - Seröser Erguss (Serothorax): klares gelbliches Sekret
  - Eitriger Erguss (Pleuraempyem, Pyothorax): eitriges Sekret
  - Blut im Pleuraraum (Hämatothorax): blutiges Sekret
  - Lymphflüssigkeit im Pleuraraum (Chylothorax): milchig-trübes Sekret
- Diagnostische Pleurapunktion bei jedem neu aufgetretenen Pleuraerguss, da 50 % durch bösartige Tumoren* bedingt sind

Pneumonie

Entzündung des Lungengewebes, z. B. der Lungenbläschen u. dem dazwischen liegenden Gewebe; syn. Lungenentzündung

Ursachen

- Infektionsbedingt:
  - Bakterien, z. B. Pneumokokken
  - Viren, z. B. Influenzaviren
  - Pilze, z. B. Hefepilze, Soor
  - Parasiten, z. B. Protozoen
- Chemisch bedingt, z. B. Magensaft bei Aspiration (Aspirationspneumonie)
- Physikalische Schädigung, z. B. Strahlentherapie*
- Risikofaktoren*:
  - Hohes Alter
  - Bettlägerigkeit
  - Allgemeine Abwehrschwäche
  - Vorbestehende Erkrankung, z. B. chronische* Herzinsuffizienz, Bronchitis, Diabetes mellitus

Symptome

- Typische Pneumonie (meist bakterielle Erreger):
  - Plötzlicher Beginn mit Schüttelfrost, Fieber > 39 °C
  - Atemnot, „Nasenflügeln“ (atmungsabhängige Bewegung der Nasenflügel)
  - Eventuell Schmerzen bei der Atmung durch Mitentzündung des Rippenfells (Pleuritis)
  - Schonatmung
  - Husten, rotbrauner Auswurf (Sputum)
- Atypische Pneumonie , z. B. durch Viren bedingt:
  - Langsamer Beginn, Kopf- u. Gliederschmerzen, Fieber < 38 °C, trockener Husten, spärliches Sputum
  - Ältere Menschen entwickeln häufig die Symptome einer atypischen Pneumonie

Therapie

- Je nach Ursache:
  - Bakteriell bedingt: gegen Bakterien wirksame Medikamente (Antibiotika)
  - Bei Pilzpneumonie: Medikamente, die gegen Pilze wirken (Antimykotika)
  - Viral bedingt: Virostatika nur im Frühstadium wirksam, deshalb häufig nur Therapie der Symptome möglich (Fiebersenkung, Hustenstillung, Schleimlösung)

- Allgemeine Maßnahmen:
  - Körperliche Schonung
  - Schleimlöser (Sekretolytika)
  - Ausreichend Flüssigkeitszufuhr
  - Fiebersenkung (Antipyretika)
  - Atemtherapie u. Atemgymnastik
  - Je nach Schweregrad auf Ausbreitung: Sauerstoffgabe bzw. Beatmung notwendig

Hinweise zur Pflege

- Bettruhe bei hohem Fieber, Mobilisation nach ärztlicher Anordnung
- Patientenbeobachtung u. Vitalzeichenkontrolle
- Auf ausreichende Flüssigkeitszufuhr achten
- Mangelernährung vorbeugen
- Hilfe u. Unterstützung bei den AEDL
- Maßnahmen der ➤ Pneumonieprophylaxe:
  - Schleimlösung fördern
  - Atemerleichternde Lagerung
  - Luftbefeuchtung
  - Atemübungen
  - Anleitung beim Husten, ggf. Sekret der Atemwege (Bronchialsekret) absaugen
- Bei bettlägerigen Patienten:
  - ➤ Dekubitusprophylaxe
  - ➤ Kontrakturenprophylaxe
  - ➤ Obstipationsprophylaxe
- Bei mobilen Patienten: erhöhte Sturzgefahr (➤ Sturzprophylaxe)

Besondere Informationen

- Einteilung der Pneumonien erfolgt nach unterschiedlichen Kriterien:
  - Primär*: Infektion*; sekundär*: Folge einer anderen Erkrankung, z. B. Aspiration oder Herzinsuffizienz
  - Verlauf (akut*, chronisch*)
  - Ausdehnung der Entzündung, z. B. ein Lungenlappen betroffen = Lappenpneumonie
  - Infektionsort: zu Hause (ambulant) oder im Krankenhaus (nosokomial) erworben
- Komplikationen*:
  - Eiteransammlung in der Lunge (Lungenabszess)
  - Entzündung des Rippen- bzw. Brustfells (Pleuritis) mit Flüssigkeitsansammlung im Pleuraspalt (Pleuraerguss) oder Eiteransammlung (Pleuraempyem)
  - Verschlechterung einer bestehenden Herzinsuffizienz
  - Ausbreitung der Erreger im gesamten Körper (lebensbedrohliche Sepsis*)
  - Ausfall der Lungenfunktion (respiratorische Insuffizienz)
- Prognose*: laut Weltgesundheitsorganisation (WHO) häufigste Todesursache unter den Infektionskrankheiten* in Industrieländern, weltweit die dritthäufigste Todesursache überhaupt

Polyneuropathie

Funktionsstörung peripherer Nerven (Hirn u. Rückenmark nicht betroffen), die nicht verletzungsbedingt ist*

Ursachen

- Stoffwechselerkrankungen, z. B. Diabetes mellitus, Niereninsuffizienz
- Alkohol, Arzneimittel, Gifte
- Infektionskrankheiten*, z. B. Diphtherie
- Begleitreaktion bei Tumoren*, v. a. Bronchialkarzinom
- Vitamin-B_{12}- u. Folsäuremangel
- Systemerkrankungen, z. B. Arthritis, rheumatoide
- In Deutschland über 50 % durch Diabetes mellitus u. Alkohol bedingt

Symptome

- Störungen des Hautempfindens (Sensibilitätsstörungen)
- Missempfindungen (Parästhesien), z. B. Kribbeln, Brennen, Tausend-Nadel-Stechen
- Ziehende Schmerzen
- Vermindertes Schmerz- u. Temperaturempfinden (Hypästhesie), meist symmetrisch*, an den Füßen oder Unterschenkel
- Koordinationsstörungen, z. B. beim Gehen mit geschlossenen Augen
- Periphere*, schlaffe Lähmungen mit Muskelatrophie, verminderten oder fehlenden Reflexen
- Vegetative* Störungen (autonome Neuropathie), z. B. gestörte Blasen- u. Darmentleerung
- Blutdruckregulationsstörungen
- Symptomloser („stummer") Herzinfarkt, Koronare Herzerkrankung
- Hautveränderungen, z. B. Hautgeschwür (Ulkus)

Therapie

- Therapie der Grunderkrankung:
  - Optimale Einstellung des Blutzuckers
  - Vitaminsubstitution
  - Kein Alkohol
- Bei Bedarf: Physiotherapie

Hinweise zur Pflege

- Pflege orientiert sich am Verlauf u. an der Grunderkrankung
  - Haut: Hautpflege, Vorsicht bei Fußpflege, geeignetes Schuhwerk, ➤ Dekubitusprophylaxe
  - Koordinationsstörungen: Gehtraining
  - Lähmungserscheinung: Bewegungsübungen

  - Blasenfunktionsstörung: Zystitisprophylaxe
- Schmerzen: Schmerztherapie

Besondere Informationen

- Je nach Grunderkrankung unter optimaler Therapie, z. B. optimale Blutzuckereinstellung: Rückbildung von Symptomen über Wochen u. Monate möglich

Prostatahyperplasie, benigne (BPH)

Gutartige Vergrößerung der Vorsteherdrüse (Prostata) durch Zunahme von Drüsen-, Muskel- u. Bindegewebe; syn. Prostataadenom

Ursachen

- Ursache unbekannt, diskutiert werden Veränderungen des Östrogen-Testosteron-Haushalts

Symptome

- Kleine Vergrößerungen der Prostata machen u. U. keine Symptome
- Im Verlauf: zunehmende Einengung der Harnröhre
- Reizstadium:
  - Häufiger Harndrang mit tröpfchenweise Entleerung (Pollakisurie)
  - Abgeschwächter Harnstrahl
  - Verzögerter Beginn der Blasenentleerung
  - Vermehrtes nächtliches Wasserlassen (Nykturie)
- Restharnstadium:
  - Ständiger Harndrang, Dranginkontinenz
  - Vollständige Blasenentleerung nicht mehr möglich → Restharnbildung mit erhöhtem Risiko von Harnwegsinfekten
- Kompletter Harnverhalt (Dekompensationsstadium):
  - Chronischer* Harnverhalt mit Überlaufblase → Harnrückstau bis zu den Nieren → Nierenfunktionsstörung
- Harnverhalt in jedem Stadium möglich

Therapie

- Je nach Stadium:
  - Symptomlinderung durch z. B. pflanzliche Naturheilstoffe oder andere Wirkstoffe, die das Wasserlassen erleichtern
  - Operative Entfernung der Prostata, alternative Methoden zur Entfernung bzw. Verkleinerung, z. B. Lasertherapie
  - Wenn OP nicht möglich: künstliche Harnableitung erforderlich

Hinweise zur Pflege

- Aufklärung des Pat. über Diagnose u. Lebensführung
- Auf ausreichende Flüssigkeitszufuhr achten
- Zystitisprophylaxe
- Bei Harninkontinenz: Versorgung mit Inkontinenzmaterialien, Intimpflege
- Katheterpflege

- Nächtliches Wasserlassen → Sturzgefahr, nachts: Toilettenstuhl an das Bett stellen
- Unterstützung bei den AEDL b. Bed.

Besondere Informationen

- Beginn zwischen 40.–50. Lebensjahr
- Häufigkeit: etwa 50 % der über 50-Jährigen sind betroffen
  - 10–20 % in der Gruppe der 50–59-Jährigen
  - 25–30 % in der Gruppe der 60–69-Jährigen, wobei in dieser Gruppe bei 50 % knotige Veränderungen tastbar sind
  - ~ 100 % in der Gruppe der > 80-Jährigen
- Häufigste Ursache für Blasenentleerungsstörungen beim Mann; Potenz bleibt bei 90 % der Patienten erhalten

Prostatakarzinom

Bösartiger (maligner) Tumor der Vorsteherdrüse (Prostata); syn. Prostatakrebs*

Ursachen

- Unbekannt
- Diskutiert werden u. a.
  - Erbliche (genetische) Veranlagung
  - Chronische* Entzündung
  - Veränderungen des Östrogen-Testosteron-Haushalts
  - Umweltfaktoren

Symptome

- Spätes Auftreten, dann ähnlich wie bei gutartiger (benigner) Prostatahyperplasie:
  - Harnverhalt (infolge Volumenzunahme der Prostata)
  - Blutiger Urin (Hämaturie)
  - Harninkontinenz durch Einwachsen (Infiltration) in den Schließmuskel
  - Sexuelle Funktionsstörung (Impotenz)

Therapie

- Je nach Stadium u. histologischem Befund:
  - Komplette Entfernung der Prostata (radikale Prostatektomie), wenn Tumor* auf Prostata begrenzt ist u. keine Bildungen von Tochtergeschwülsten (Metastasen) nachweisbar sind; führt stets zur Unfruchtbarkeit u. in 50 % aller Fälle zur Impotenz
  - Strahlentherapie* bei kleinem Tumor*, nicht vollständig zu entfernendem Tumor* oder wenn Pat. nicht operiert werden kann (Inoperabilität)
- Verminderung der männlichen Geschlechtshormone (Androgene) durch:
  - Medikamente
  - Entfernung beider Hoden

Hinweise zur Pflege

- Direkt nach der OP: Dauerkatheter bis zu 21 Tagen
- Nach Entfernung tritt häufig eine (vorübergehende) Harninkontinenz auf; Förderung der Harnkontinenz (Expertenstandard Förderung der Harnkontinenz beachten)
- ➤ Prostatahyperplasie

- Pat. befindet sich in einer psychischen* Extremsituation:
  - Schamgefühle ernst nehmen
  - Psychische* Betreuung, evtl. Psychologen oder Seelsorger einbeziehen
  - Selbsthilfegruppen vermitteln
- Auf Folgen der Strahlentherapie* achten (➤ Bronchialkarzinom)
- Im fortgeschrittenen Stadium: Schmerztherapie

Besondere Informationen

- Häufigster bösartiger Tumor* beim Mann, tritt zwischen dem 45. u. 70. Lebensjahr auf
- Vorsorgeuntersuchung ab dem 45. Lebensjahr: rektale* Abtastung u. Bestimmung eines Blutwertes als Hinweis auf einen Tumor* (Tumormarker **P**rostata **s**pezifisches Eiweißkörper/**A**ntigen, PSA)
- Bei Patienten > 80 Jahre: langsames Tumorwachstum, je nach Tumorgröße wird keine Therapie eingeleitet, die meisten Patienten versterben nicht an den Folgen des Tumorleidens
- Komplikationen*:
  - Bildung von Tochtergeschwülsten (Metastasierung): in den Lymphknoten im gesamten Bauchraum, über den Blutweg (hämatogen) in Skelett, Leber, Lunge
  - Flankenschmerzen infolge Niereninsuffizienz (Harnstauungsnieren als Folge der Metastasenbildung im hinteren Bauchraum)
  - Knochenschmerz, da es früh zu Tumorabsiedelungen in die untere Wirbelsäule u. das Becken kommt

Pruritus senilis (vulvae)

Hautjucken (Pruritis) mit meist unwillkürlichem Kratzen; Jucken im Bereich der Scheide (Vulva) mit zwanghaftem Kratzen

Ursachen

- Alterungsprozess der Haut: vielfältige Mechanismen, an denen das vegetative* Nervensystem, das Gehirn, das Blutgefäßsystem sowie entzündungsauslösende Stoffe (Mediatoren) in der Haut beteiligt sind
- Östrogenmangel

Symptome

- Strichförmige Rötungen (Kratzspuren, Verkrustungen)
- Hautverfärbungen durch vermehrte Farbstoffeinlagerung (Hyperpigmentierungen)
- Narbenbildung, eitrige Entzündungen mit z. B. Bildung von Furunkeln
- Scheidenbereich: Juckreiz, der durch Bettwärme verstärkt wird

Therapie

- Hautpflege: Salbeneinreibung
- Juckreizstillende Wirkstoffe:
  - Als Salbe, z. B. mit Harnstoff oder Kortison
  - Als Tabletten, z. B. Antihistaminika wie Dimentinden (Fenistil®)
- Duschen anstatt Baden

Hinweise zur Pflege

- Regelmäßiges Eincremen im Winter mit fetthaltigen Salben, im Sommer mit Lotionen
- Juckreizstillende Ganzkörperwaschungen
- Beim Duschen ph-neutrale u. rückfettende Präparate nutzen
- Bei nächtlichem Juckreiz: zur Vorbeugung leichte Baumwollhandschuhe tragen

Besondere Informationen

- Hauttrockenheit, überhitzte Räume, raue Kleidung verstärken Pruritus

Purpura senilis

Vermehrte Einblutungen in die Haut, die später als bräunliche Verfärbungen erhalten bleiben, besonders an Handrücken, Unterarmen u. Streckseiten der Unterschenkel

Ursachen

- Alterungsprozess: erhöhte Brüchigkeit u. Durchlässigkeit der Blutgefäße

Symptome

- Zunächst sichtbare blau-livide Verfärbungen (Blutergüsse [Hämatome]); entstehen ohne große Krafteinwirkung
- Entstehung bräunlicher Verfärbungen durch Umwandlung des Blutfarbstoffes

Therapie

- Hautpflege

Hinweise zur Pflege

- Bett polstern, scharfe Kanten abpolstern
- Team u. Angehörige aufklären

Besondere Informationen

- Purpura senilis können schon infolge eines einfachen Händedrucks entstehen

Radiusfraktur, distale

Bruch der Speiche (Radius) im Bereich des Handgelenkes; syn. Speichenbruch, Radiusfraktur an typischem Ort

Ursachen

- Sturz auf die gestreckte bzw. überstreckte Hand → Radiusextensionsfraktur
- Sturz auf die gebeugte Hand → Radiusflexionsfraktur

Symptome

- Fehlstellung (Bruchstücke sind verschoben) u. Bewegungseinschränkung im Handgelenk
- Druckschmerz im Handgelenksbereich
- Schwellung im Handgelenksbereich

Therapie

- Bruchstücke werden in korrekte Position gebracht (Reposition) mit anschließender Ruhigstellung in Unterarmgipsschiene
- Wenn die Schwellung zurückgegangen ist: Unterarmgips mit aktiven Bewegungsübungen der Finger, im Ellenbogen- u. Schultergelenk (Achtung: Gefahr der Einsteifung)
- Bei komplizierten Frakturen: OP mit Stabilisierung der Bruchstücke durch Spickdrähte oder Metallplatten, die später wieder entfernt werden, anschließend Unterarmgips
- Nach Gipsentfernung: Bewegungsübungen

Hinweise zur Pflege

- Hautpflege v. a. von Hand u. Unterarm, da Gefahr der Druckstellenbildung unter der Gipsschiene bzw. dem Gips
- Regelmäßige Bewegungsübungen, Fingerübungen
- Arm hochlagern (fördert das Abschwellen, verhindert erneutes Anschwellen)
- Unterstützung bei AEDL
- ➤ Sturzprophylaxe

Besondere Informationen

- Häufigster Knochenbruch beim Menschen

Refluxösophagitis

Schleimhautentzündung der Speiseröhre (Ösophagus) infolge eines Rückflusses von Magensaft aus dem Magen (Gaster) in den Ösophagus (gastroösophagealer Reflux)

Ursachen

- Unzureichender Verschluss des unteren Schließmuskels der Speiseröhre (Ösophagussphinkter) = Kardiainsuffizienz
- Hiatushernie
- Erhöhter Druck im Bauchraum, z. B. durch Verengung (Stenose) am Magenausgang
- Begünstigende Faktoren:
  - Übergewicht
  - Alkohol
  - Nikotin
  - Bestimmte Medikamente

Symptome

- Sodbrennen u. Aufstoßen, v. a. nach Nahrungsaufnahme, beim Bücken, im Liegen
- Schmerzen hinter dem Brustbein (retrosternal), Schluckbeschwerden, Luftaufstoßen, Reizhusten, Heiserkeit

Therapie

- Allgemeine Maßnahmen:
  - Reduzierung des Gewichts
  - Ernährungsgewohnheiten ändern
  - Mit erhöhtem Oberkörper schlafen
- Medikamentös: Hemmung der Magensäureproduktion mit Medikamenten, z. B. H_2-Blocker wie Cimetidin, Ranitidin, Protonenpumpenhemmer wie Omeprazol; Antazida zur Neutralisation des Magensafts wie Magaldrat
- Bei ursächlicher Gleithernie: OP

Hinweise zur Pflege

- Pat. über Ernährungs- u. Lebensumstellung informieren, z. B.:
  - Häufige kleine Mahlzeiten
  - Eiweißreich u. fettarm essen
  - Verzicht auf Kaffee, säurehaltige Nahrung, Alkohol, Nikotin, Süßigkeiten
  - Nur im Sitzen essen
  - Bewegung nach dem Essen
  - Nahrungskarenz 3 Stunden vor dem Schlafengehen
  - ➢ Obstipationsprophylaxe
- Einnahme von Antazida ca. 1–2 Stunden nach dem Essen oder vor dem Schlafengehen
- Bei Patienten mit einer PEG: Oberkörperhochlagerung, da Aspirationsgefahr
- Mittagsschlaf mit erhöhtem Oberkörper

Besondere Informationen

- Komplikationen*:
  - Ulzera, narbige Verengungen (Stenosen) des Ösophagus
  - Nächtliche Aspiration von Magensaft
- In über 80 % der Fälle kommt es zu einem Rezidiv* nach Therapie

Retinopathie

Nicht entzündlich bedingte Erkrankung der Netzhaut (Retina), die zur Erblindung führen kann

Ursachen

- Diabetische Retinopathie: Gefäßveränderungen des Augenhintergrundes (Mikroangiopathie) als Folge eines Diabetes mellitus
- Hypertone Retinopathie: Engstellung der Gefäße als Folge einer anhaltenden Hypertonie

Symptome

- Zunehmende Sehverschlechterung
- Entstehung eines Glaukoms möglich (insbesondere bei Diabetes mellitus) → Erblindung
- Bei der Untersuchung der Netzhaut im Rahmen einer Augenhintergrundspiegelung:
  - Einblutungen in die Netzhaut, kleinste Gefäße der Netzhaut lokal* erweitert (Aneurysma)
  - Minderdurchblutung der Netzhaut → Netzhautödem

Therapie

- Therapie der Grunderkrankung: optimale Blutzuckereinstellung, Therapie der Hypertonie
- Einsatz spezieller Lasertherapieverfahren

Hinweise zur Pflege

- Qualität des Sehvermögens erfragen
- Subjektive* Wahrnehmung der Aktivitätseinschränkung erfragen u. Pflege darauf einstellen
- Bei zunehmender Sehverschlechterung:
  - Umfeld- bzw. Zimmergestaltung
  - Ausreichende Lichtverhältnisse
- ➤ Sturzprophylaxe
- Unterstützung bei AEDL
- Hörbücher anbieten

Besondere Informationen

- Gleichzeitiges Auftreten einer Hypertonie u. eines Diabetes mellitus verstärkt bzw. beschleunigt die Symptomatik
- Beim Diabetes mellitus Typ 1 treten die ersten Veränderungen ca. 15 Jahre nach Erkrankungsbeginn auf

Rippenfraktur

Bruch einer Rippe; syn. Rippenbruch; Rippenserienfraktur: Bruch von mehr als 3 Rippen auf einer Seite

Ursachen

- Gewalteinwirkung als Folge eines Sturzes oder eines Verkehrsunfalls
- Geringe Gewalteinwirkung (Spontanfraktur) bei Vorliegen anderer Grunderkrankung, z. B. Osteoporose oder Tochtergeschwülste in den Knochen (Knochenmetastasten)

Symptome

- Schmerzen über der Bruchstelle
- Schonhaltung aufgrund der Schmerzen
- Schonatmung, da sich Schmerzen bei Atmung verstärken
- Reizhusten, Atemnot

Therapie

- Am Knochenbruch selbst wird nichts gemacht
- Medikamentöse Schmerzlinderung zur Vorbeugung der Schonatmung, z. B. mit Ibuprofen, Tramadol oder Novalgin
- Bei Reizhusten: hustenstillende Medikamente, z. B. Codein
- Bei Rippenserienfraktur kann eine Beatmung notwendig werden

Hinweise zur Pflege

- Atemübungen
- Atemerleichternde Lagerung
- ➤ Pneumonieprophylaxe
- ➤ Sturzprophylaxe
- Schmerztherapie
- Unterstützung bei AEDL b. Bed.

Besondere Informationen

- Komplikation*: Verletzung der Lunge mit z. B. Zusammenfallen der Lunge (Pneumothorax)

Schädel-Hirn-Trauma

Sammelbezeichnung für offene oder gedeckte Kopfverletzungen mit Gehirnbeteiligung; syn. SHT

Ursachen

- Traumatisch* durch Gewalteinwirkung auf den Kopf, z. B. Schlag, Sturz, Aufprall
- > 50 % begleitend nach Verkehrsunfall

Symptome

- Zunächst keine Symptome
- Erst nach Stunden (Latenzzeit) treten Symptome auf
- Symptome, die auf ein SHT hindeuten können:
  - Bewusstlosigkeit, kurzfristige oder länger anhaltende Bewusstseinsstörung, evtl. mit zunehmender Eintrübung
  - Übelkeit, Erbrechen
  - Kopfschmerzen, Schwindel, Gleichgewichtsstörungen
  - Pupillen sind unterschiedlich weit (Pupillendifferenz)
  - Krämpfe oder sonstige neurologische* Ausfallerscheinungen
  - Erinnerungslücken (Amnesie)
  - Visuelle Halluzinationen

Therapie

- Notfall! Krankhausbehandlung bzw. intensiv-medizinische Betreuung notwendig
- Je nach Krankheitsbild unterschiedlich, z. B. intrazerebrale Blutung

Hinweise zur Pflege

- Bei Sturzereignis mit Verdacht auf SHT:
  - Regelmäßige Vitalzeichenkontrolle
  - Kontrolle der Bewusstseinslage
  - Dokumentation
- Erneute Sturzgefahr beachten, ➤ Sturzprophylaxe

Besondere Informationen

- Verschleierung der Symptome, z. B. durch Alkoholeinfluss möglich → Gefahr der Fehleinschätzung
- Einteilung z. B. nach Dauer der Bewusstlosigkeit:
  - Grad I: leichtes SHT (Gehirnerschütterung [Commotio cerebri]: minutenlange Bewusstlosigkeit)

  - Grad II: mittelschweres SHT (Hirnprellung [Contusio cerebri]: Bewusstlosigkeit > 30 Minuten)
  - Grad III: schweres SHT (Hirnquetschung [Contusio cerebri]: Bewusstlosigkeit > 60 Minuten)
- Komplikationen*:
  - Hirnblutung
  - Hirndruckerhöhung

Schlafstörungen

Subjektiv empfunden oder von Dritten beobachtete Abweichung vom normalen Schlafrhythmus in Bezug auf Schlaftiefe u. -dauer mit einer Beeinträchtigung der Tagesbefindlichkeit bzw. -leistungsfähigkeit*

Ursachen

- Umweltfaktoren:
  - Stress
  - Lärm
- Psychisch* bedingt:
  - Angst
  - Sorgen
  - Schuldgefühle
- Bewegungsmangel
- Folge anderer Erkrankungen:
  - Depression
  - Demenz
  - Herzinsuffizienz

Symptome

- Durchschlafstörung, Einschlafstörung, frühzeitiges Erwachen
- Albträume
- Schlafwandeln
- Vermehrte Tagesmüdigkeit trotz ausreichendem Nachtschlaf

Therapie

- Beseitigung der Ursachen
- Schlafhygiene: Entspannungsübungen, angenehme Schlafatmosphäre
- Gabe von pflanzlichen schlafanstoßenden Wirkstoffen, z. B. Hopfen, Lavendel, Passionsblume, Baldrian
- Vorübergehende Gabe von Beruhigungsmitteln (Tranquillizer, Sedativa), z. B. Benzodiazepinen zum Angstlösen (Achtung: Gefahr der Abhängigkeit)

Hinweise zur Pflege

- Entspannende Rituale vor dem Einschlafen, z. B. Trinken einer Honigmilch, bestimmte Musik
- Entspannende Bäder mit z. B. Lavendelöl, Armbäder haben ebenfalls eine beruhigende Wirkung
- Bei vermehrter Tagesmüdigkeit Sturzgefahr, ➢ Sturzprophylaxe

Besondere Informationen

- Die Einnahme von schlaffördernden Medikamenten erhöht die Sturzgefahr, insbesondere wenn die Medikamente zu spät eingenommen werden u. in den Tag hineinwirken

Schlaganfall

Akut einsetzende neurologische* Ausfallerscheinungen aufgrund einer lokalen* Schädigung des Gehirns infolge einer Minderdurchblutung (Ischämie) oder einer Blutung aus einem Blutgefäß im Gehirn (hämorrhagisch bedingt); syn. Hirninfarkt, Apoplex, apoplektischer Insult, Gehirnschlag*

Ursachen

- Ischämischer Schlaganfall (80 %): Arteriosklerose, z. B. aufgrund von Hypertonie oder Diabetes mellitus → Bildung von Blutgerinnseln, die mit dem Blutstrom ins Gehirn getragen werden u. dort ein Gefäß verschließen (Embolie)
- Hämorrhagischer Schlaganfall (20 %): intrazerebrale Blutung, z. B. aufgrund von Gefäßanomalien

Symptome

- Bewusstseinsstörung (Eintrübung bis zum Koma*)
- Halbseitenlähmung (Hemiparese)
- Störungen des Hautempfindens
- Sprachstörung
- Veränderung der Atmung
- Störung des Herz-Kreislauf-Systems
- Vernachlässigung der betroffenen Körperhälfte u. des umgebenden Umfeldes (Neglect)
- Halbseitenblindheit (Hemianopsie): Ausfall der Hälfte des Gesichtsfeldes
- Je nach Ort der Schädigung unterschiedliche Symptomkomplexe:
  - Carotistyp (Verschluss der inneren Halsschlagader [Karotis-interna-Stenose]): vorübergehende Blindheit (Amaurosis fugax), Störung der Hautsensibilität in einer Körperhälfte (Hemihypästhesie), Lähmung einer Körperhälfte (Hemiparese), Spannungszustand (Muskeltonus) der Muskulatur ist auf betroffener Seite erhöht (Spastik)
  - Mediasyndrom (Verschluss der mittleren Hirnarterie [Arteria cerebri media]): Hemiparese, Hemihypästhesie, Sprachstörung (Aphasie)
  - Vertebralis-basilaris-Typ (Minderdurchblutung im Bereich der Wirbelkanalarterie [Arteria vertebralis] u. der Hirnbasisarterie [Arteria basilaris]): z. B. Drehschwindel, Sturzattacke, Erbrechen, Lähmungserscheinungen

Therapie

- Notfallsituation: Einweisung auf Schlaganfallstation (stroke unit)

  - Sicherung der Vitalfunktionen
  - Therapie der bestehenden Grunderkrankungen (➤ Hypertonie, ➤ Diabetes mellitus)
  - Gabe von Medikamenten, die Blutgerinnsel-(Thrombus-)Bildung unterbinden (Thrombozytenaggregationshemmer)
  - Wiederherstellung der Durchblutung (Revaskularisierung), nur möglich bis zu 3 Stunden nach Auftreten der ersten Symptome
  - Rehabilitation* mit Physiotherapie, Ergotherapie, Logopädie

Hinweise zur Pflege

- Pat. lagern u. mobilisieren nach Bobath (➤ Hemiparese)
- Entsprechende Umfeldgestaltung
- Bei Schluckstörungen: Aspirationsgefahr
- Versorgung mit Hilfsmitteln, z. B. mit
  - Gehhilfen
  - Anziehhilfen
- ➤ Dekubitusprophylaxe
- ➤ Kontrakturenprophylaxe
- ➤ Obstipationsprophylaxe
- ➤ Pneumonieprophylaxe
- ➤ Soor- u. Parotitisprophylaxe
- Maßnahmen, um sensorische Deprivation zu vermeiden (➤ Deprivation)
- Psychische* Betreuung

Besondere Informationen

- Krankheitshäufigkeit steigt mit dem Alter stark an
- 50 % aller Schlaganfallpatienten versterben bevor sie eine Klinik erreichen
- ⅓ der überlebenden Patienten ist nach anschließender Rehabilitation symptomlos
- ⅔ behalten bleibende Schäden zurück
- Schlaganfall = häufigste Ursache für anhaltende Behinderung
- Vorübergehende Minderdurchblutung im Gehirn (transitorische ischämische Attacke [TIA])
  - Klinische Symptomatik bildet sich innerhalb von 24 Stunden vollständig zurück
  - Ursache muss abgeklärt werden

Schwindel

Oberbegriff für subjektiv empfundene Störung der Orientierung des Körpers im Raum; syn. Vertigo, dizziness (Englisch)*

Ursachen

- Medikamente, z. B. Antihypertonika, Schmerzmittel, Schlafmittel, Diuretika
- Herz-Kreislauf-Erkrankungen, z. B. Herzinsuffizienz, orthostatische Hypotonie („orthostatischer Schwindel")
- Durchblutungsstörungen des Gehirns, z. B. zerebrovaskuläre Insuffizienz
- Flüssigkeitsmangel
- Erkrankungen des Innenohrs (vestibulärer oder Labyrinth-Schwindel)

Symptome

- Einteilung nach subjektiver* Wahrnehmung:
  - Drehschwindel mit scheinbarer Bewegung der Umwelt oder des eigenen Körpers
  - Schwankschwindel mit dem Gefühl, dass der Boden unter den Füßen schwankt
  - Liftschwindel mit dem Gefühl gehoben zu werden oder zu sinken
  - Benommenheitsschwindel
  - Anfallsartig (Attackenschwindel), Dauerschwindel
- Labyrinth-Schwindel: Übelkeit u. Fallneigung
- Lagerungsschwindel, z. B. beim Aufstehen oder nach Drehen des Kopfes (ca. 30 Sekunden andauernder Drehschwindel)
- Jeder Schwindel erhöht Sturzgefahr

Therapie

- Beseitigung der Ursache, z. B.:
  - Kontrolle der Medikamenteneinnahme
  - Therapie der Herzinsuffizienz
  - Therapie der Hypotonie
  - Ausreichende Flüssigkeitszufuhr
- Physiotherapeutische Übungsbehandlung

Hinweise zur Pflege

- Exakte Dokumentation:
  - Welcher Schwindel?
  - Wie lange?
  - Wann?
- Gehtraining, Einsatz von Hilfsmitteln, z. B. Rollator
- ➤ Sturzprophylaxe
- Trinkplan
- Auf Ängste eingehen

Besondere Informationen

- 22 % der Männer u. 36 % der Frauen sind von Schwindel betroffen
- Häufigkeit nimmt im Alter zu
- Menière-Erkrankung:
  - Drehschwindel
  - Übelkeit, Erbrechen
  - Einseitige Schwerhörigkeit, Ohrgeräusche (Tinnitus aurium)

Soor

Infektion durch Hefepilze der Gattung Candida (Candidose); Bezeichnung Soor bezieht sich eigentlich auf den Befall der Schleimhäute; häufig auch als Synonym für Candidose benutzt; syn. Candida-Pilzinfektion (Mykose), Soormykose*

Ursachen

- Hefepilz Candida albicans (90 %)
- Andere Hefepilze (10 %), z. B. Candida krusei, Candida tropicalis
- Begünstigende Faktoren:
  - Körpereigene Feuchträume, z. B. Körperfalten (Intertrigo)
  - Erkrankungen mit Störung der körpereigenen Abwehr, z. B. Krebs, Diabetes mellitus
  - Hormonelle Umstellung, z. B. Schwangerschaft
  - Medikamentöse Therapie, z. B. Medikamente, die gegen Bakterien wirksam sind (Antibiotika), Zytostatika

Symptome

- Je nach Lokalisation*:
  - Mundsoor: weißliche, abkratzbare Beläge auf Zunge u. Mundschleimhaut, Entfernen der Beläge verursacht rötliche, leicht blutende oberflächliche Wunden (Erosionen)
  - Speiseröhrensoor: Schmerzen beim Schlucken der Nahrung
  - Scheiden-(Vaginal-)Soor: Ausfluss, Jucken u. Brennen, weißliche ablösbare Schleimhautbeläge
  - Candidose der Haut: entzündliche hellrote Pusteln auf gerötetem Untergrund (Erythem), reißen leicht ein u. bluten (Erosionen, Intertrigo)
  - Darmsoor: Durchfälle, Blähungen

Therapie

- Medikamente, die gegen Pilze wirksam sind (Antimykotika): je nach Befall lokale* Behandlung oder Medikamenteneinnahme, z. B. Amphotericin B, Lokalbehandlung der Magen-Darm-Schleimhäute durch orale* Gabe nicht resorbierbarer Substanzen möglich, z. B. Nystatin
- Bei Genitalsoor Mitbehandlung des Sexualpartners
- Begünstigende Faktoren ausschalten
- Behandlung wird nach Verschwinden der Symptome noch mehrere Wochen fortgesetzt

Hinweise zur Pflege

- Körperpflege: befallene Körperregionen zuletzt waschen
- ➤ Intertrigoprophylaxe
- ➤ Soor- u. Parotitisprophylaxe: regelmäßige Mundhygiene, Speichelfluss anregen

Besondere Informationen

- Mundsoor wird auch als Stomatitis mycotica bezeichnet
- Während Soor den Befall der Schleimhäute bezeichnet, steht Candidose prinzipiell für alle Pilzerkrankungen, die durch Pilze der Gattung Candida ausgelöst werden, z. B. Nagelcandidose, Candidose der Atemwege oder Körperfalten

Störung des Elektrolythaushaltes

Verminderung oder Erhöhung des Blutsalzgehaltes im Körper, z. B. von Kalium, Natrium, Kalzium, Magnesium

Ursachen

- Elektroytverluste durch:
  - Durchfall (Diarrhö)
  - Abführmittel-(Laxanzien-)Missbrauch
  - Erbrechen
  - Medikamente, z. B. harntreibende Medikamente (Diuretika) → verminderte Kaliumkonzentration (Hypokaliämie)
  - Chronische* Niereninsuffizienz → verminderte Kalziumkonzentration (Hypokalzämie)
  - Dehydratation → erhöhte Natriumkonzentration (Hypernatriämie)
- Erhöhung der Elektrolytkonzentration durch:
  - Koma* bei Diabetes mellitus, Niereninsuffizienz
  - Kaliumsparende Diuretika → erhöhte Kaliumkonzentration (Hyperkaliämie)

Symptome

- Hypokaliämie:
  - ➤ Herzrhythmusstörungen, z. B. erhöhte Herzfrequenz (Tachykardie)
  - Bewegungslosigkeit (Apathie) bis zur Lähmung
  - Bewusstseinseintrübung bis zum Koma*
  - Verstärkung der Wirkung von Digitalispräparaten
- Hypokalzämie:
  - Erhöhte nervale* Erregbarkeit (Tetanie mit Krampfanfällen, Missempfindungen wie Kribbeln, sog. Pfötchenstellung der Hände, Stimmritzenkrampf)
- Hypomagnesiämie:
  - ➤ Hypokaliämie
  - ➤ Hypokalzämie
- Hyperkaliämie:
  - Unlust
  - Schwäche
  - Verwirrtheit
  - Herzrhythmusstörungen, Verlangsamung der Herzfrequenz (Bradykardie), Herzstillstand möglich

Therapie

- Notfall: Krankenhauseinweisung
- Beseitigung der Ursache
- Ausgleich der Elektrolytstörung
- Je nach Schweregrad der Störung orale* Gabe von Elektrolyten*

Hinweise zur Pflege

- Notfall:
  - Vitalzeichenkontrolle
  - Kontrolle der Bewusstseinslage
  - Dokumentation

Besondere Informationen

- Mangelhafte Flüssigkeitsaufnahme kann auch zu Elektrolytstörungen führen
- Bei Einnahme von Abführmitteln (Laxanzien) Missbrauch vorbeugen

Stuhlinkontinenz

Eingeschränkte oder Verlust der Fähigkeit, die Darmentleerung zu kontrollieren

Ursachen

- Durchfall (Diarrhö)
- Abführmittel-(Laxanzien-)Missbrauch
- Bei Verstopfung (Obstipation) durch Kotsteine, die von dünnflüssigem Stuhl umflossen werden
- Andere Erkrankungen, z. B.
  - Schlaganfall
  - Schädigung des Rückenmarks, z. B. bei Querschnittslähmung
  - Demenz
  - Hämorrhoiden

Symptome

- Einteilung nach Schweregrad:
  - Grad I: Stuhlschmieren bei Belastung u. Durchfall (Diarrhö)
  - Grad II: Abgang von dünnflüssigem Stuhl u. Luft (Winde)
  - Grad III: völliger Kontrollverlust

Therapie

- Beseitigung der Ursache, z. B. keine Abführmittel (Laxanzien)
- Ausreichende Flüssigkeitszufuhr
- Operative Wiederherstellung der Kontinenz mit anschließendem Training des Schließmuskels mittels z. B. Elektrostimulation
- Allgemeine Maßnahmen:
  - Versorgung mit Inkontinenzhilfsmitteln
  - Ernährungsumstellung, z. B. Meiden von blähenden Speisen

Hinweise zur Pflege

- Intimpflege, da Gefahr der Hautschädigung
- Versorgung mit Inkontinenzmaterial
- ➤ Obstipationsprophylaxe
- Trinkplan
- Anfertigen eines Stuhlprotokolls
- Toilettentraining, Kontinenztraining, Training der Beckenbodenmuskulatur
- Expertenstandard Inkontinenz beachten

Besondere Informationen

- Eine Stuhlinkontinenz kann auch durch das Umfeld bedingt sein, z. B. bei Menschen mit einer Demenzerkrankung, die zwar noch eine willkürliche Kontrolle besitzen, aber auf Grund ihrer örtlichen Desorientierung die Toilette nicht finden

- Für Menschen mit einer stark eingeschränkten körperlichen Beweglichkeit kann der Weg zur Toilette zu weit sein

Suizidalität

Beschreibt einen psychischen Zustand, in dem Gedanken, Phantasien, Impulse u. Handlungen darauf ausgerichtet sind, den eigenen Tod (Freitod, Selbstmord, Selbsttötung, Suizid) herbeizuführen, umfasst Suizididee, Suizidversuch u. Suizid; syn. Suizidgefährdung, Lebensmüdigkeit*

Ursachen

- Einflussfaktoren für Suizidalität älterer Menschen:
  - Psychische* Erkrankungen, z. B. Depression (Depressionsrate steigt mit dem Alter; Depression = häufigste psychische* Störung im Alter)
  - Körperliche Gesundheitsstörungen insbesondere mit chronischem* Verlauf u. starken Schmerzen
  - Psychosoziale Einschnitte durch z. B. Austritt aus dem Berufsleben, Verlust des Partners, Verlust des eigenen Wohnumfeldes, Umzug ins Heim
- Faktoren, die eine Suizidalität verstärken können:
  - Persönlichkeit mit Neigung zu zwanghaft-depressivem Erleben oder zu Selbstunsicherheit u. Abhängigkeit
  - Fehlendes soziales Netzwerk
- Faktoren können zusammenwirken u. ein eher unbedeutendes Ereignis wird zum Auslöser

Symptome

- Suizididee oder -absicht:
  - Nachdenken über den eigenen Tod
  - Todeswünsche u. Vorstellungen vom direkten Vorgehen
- Suizidversuch = Handlung mit nicht tödlichem Ausgang, die absichtlich herbeigeführt wurde u. ohne das Eingreifen Dritter zu einer Selbstschädigung geführt hätte bzw. die absichtliche Einnahme von Medikamenten über die verschriebene bzw. therapeutische Dosis hinaus, die zum Ziel hat, dass durch die sich ergebenden Konsequenzen eine Veränderung eintritt (laut Definition der Weltgesundheitsorganisation)
- Suizid = Selbsttötung
- Sonderformen:
  - Erweiterter Suizid: Selbsttötung, der die Tötung anderer Menschen, meist naher Angehöriger, vorausgeht
  - Gemeinsamer Suizid: unter 2 oder mehr Menschen verabredete Selbsttötung
  - Indirekter Suizid: bei schwer kranken und/oder alten Menschen, die be-

  wusst gegen Arzneimittelpläne verstoßen oder Operationen ablehnen
- Latenter Suizid: verborgene, nicht erkennbare Suizidneigung, die objektiv* nicht festgestellt werden kann

Therapie

- Erkennen einer Suizidalität, z. B. an Äußerungen („... es hat alles keinen Sinn mehr“)
- Bei Verdacht auf Suizidalität: Anwendung der geriatrischen Depressions-Skala
- Offenes Ansprechen suizidaler Gedanken
- Je nach Ursache Psychotherapie* und/oder medikamentöse Therapie, z. B. mit Medikamenten gegen Depressionen (Antidepressiva)
- Je nach Schweregrad, z. B. bei hoher Suizidgefährdung: Unterbringung in geschlossener Abteilung eines psychiatrischen Krankenhauses

Hinweise zur Pflege

- Gesprächsbereitschaft signalisieren, nicht bagatellisieren, ermutigen darüber zu sprechen
- Psychologische Unterstützung, z. B. Seelsorger, sozialen oder sozial-psychiatrischen Dienst dazu holen, neurologisch* oder psychiatrisch tätigen Facharzt informieren
- Schaffung eines unterstützenden therapeutischen Milieus im räumlichen Umfeld u. mit allen am Betreuungsprozess Beteiligten

Besondere Informationen

- Suizidhäufigkeit steigt mit dem Alter an
- Häufigkeit im Jahr 2002 (Angaben laut Statistischem Bundesamt):
  - 11.157 Todesfälle durch Suizid
  - Menschen ≥ 65 Jahre: 3278 , davon 2066 Männer u. 1212 Frauen

Synkope

Plötzlich auftretende kurz andauernde Bewusstlosigkeit (griechisch: plötzlicher Kräfteverlust); umgangssprachlich Ohnmacht

Ursachen

- Minderversorgung des Gehirns mit Sauerstoff oder Glukose
  - Als Folge einer psychischen* Reaktion: Schreck, Angst, Hysterie, Aufregung
  - Als Folge einer Fehlfunktion des Herz-Kreislauf-Systems, z. B. niedriger Blutdruck (orthostatische Hypotonie, Kreislaufkollaps)
  - Als Folge einer Durchblutungsstörung des Gehirns
  - Als Nebenwirkung von Medikamenten, z. B. Parkinsonmedikamente

Symptome

- Plötzlicher Bewusstseinsverlust von kurzer Dauer (Sekunden bis Minuten)
- Vorboten eines Kreislaufkollaps (vasovagale Synkope):
  - Übelkeit
  - Schwächegefühl
  - Kältegefühl
  - Sehstörungen
  - Schwindel

Therapie

- Ursachen abklären
- Pat. hinlegen, Bein hochlagern
- Kreislauf stabilisiert sich in der Regel nach Sekunden
- Bei Bedarf Verletzungen durch Sturz versorgen

Hinweise zur Pflege

- Pat. nicht allein lassen; erst in aufrechte Position bringen, wenn sich die Vitalzeichen normalisiert haben
- Vitalzeichen kontrollieren:
  - Pulsfrequenz, -rhythmus u. -qualität
  - Blutdruck messen
- Hautfarbe überwachen, Bewusstseinslage prüfen

- Dokumentation der Befunde u. wenn möglich des Herganges, soweit der Pat. dies schildern kann
- ➢ Sturzprophylaxe

Besondere Informationen

- Synkopen können Symptome einer anderen Krankheit sein, z. B.:
  - Herzinfarkt
  - Transitorisch-ischämische Attacke (➢ Schlaganfall)
  - Unterzuckerung (Hypoglykämie, ➢ Diabetes mellitus Typ 1)
- Ursache einer Synkope muss immer abgeklärt werden

Thrombophlebitis

Entzündung einer oberflächlichen Vene mit Bildung eines Blutgerinnsels (Thrombus)

Ursachen

- Bakteriell: meist durch Bagatelltrauma (Injektionen, Verweilkanülen, Gefäßkatheter)
- Abakteriell: Blutgerinnsel-(Thromben-)Bildung mit lokal* begrenzter entzündlicher Reaktion (meist bei Varikosis)

Symptome

- Schmerzhaft geröteter, derber Venenstrang
- Lokale* Schwellung, Haut gerötet u. überwärmt
- Bei bakterieller Form: Fieber u. Schüttelfrost möglich
- In 90 % der Fälle sind die Beine betroffen

Therapie

- Kompressionsverband
- Keine Bettruhe; Pat. sollte mit Kompressionsverband möglichst viel umhergehen
- Schmerzlinderung u. Abschwellung durch lokale* Anwendungen
- Ursache beseitigen; bei bakterieller Form ggf. Therapie mit Medikamenten, die gegen Bakterien wirksam sind (Antibiotika)
- Bei frischer Thrombophlebitis: Stichinzision mit Auspressen des Blutgerinnsels
- Bei bestehenden Krampfadern (Varikosis): Entfernung
- Thromboseprophylaxe mit Heparingabe bei bettlägerigen Patienten

Hinweise zur Pflege

- ➢ Thromboseprophylaxe
- Kompressionsverband auch nachts belassen, betroffenes Bein hochlagern
- Heparinsalbe auftragen

Besondere Informationen

- Komplikation*: Phlebothrombose

Tinnitus aurium

Ohrgeräusche, die andauernd, immer wieder, anfallsartig oder sich verstärkend (progredient) auftreten; (lateinisch Tinnitus = Geklingel, aures = Ohr); syn. Tinnitus

Ursachen

- Störung der Hörfunktion durch:
  - Lärmbelastung
  - Stress
  - Akustisches Trauma*
  - Hörsturz
  - Erkrankungen außerhalb des Hörsystems, z. B. Halswirbel- oder Stoffwechselerkrankungen
  - Nebenwirkungen von Medikamenten, die auf das Innenohr zerstörerisch wirken können (ototoxisch sind), z. B. Streptomycin
  - Durchblutungsstörungen der kleinsten Innenohrgefäße
  - Erkrankungen des Mittel- oder Innenohres
- Oft bleibt die Ursache aber auch unbekannt

Symptome

- Sausen, Brummen, Rauschen, Zischen, Pfeifen, Klingeln oder mit dem Puls synchrone Geräusche
- Unterschiedliche Einteilungen:
  - Subjektiv*: nur vom Pat. wahrgenommen (häufigste Form); objektiv*: Geräusche sind messtechnisch nachweisbar
  - Entsprechend dem Verlauf: akut* (Dauer < 3 Monate); subakut* (3–6 Monate); chronisch* (> 6 Monate)
  - Chronisch* ausgeglichen (kompensiert): keine zusätzlichen Symptome, geringer Leidensdruck; chronisch* entgleist (dekompensiert): Folgeerscheinungen wie Angstzustände, Schlaf- u. Konzentrationsstörungen, Depression u. hoher Leidensdruck

Therapie

- Akuter* Tinnitus: Infusionstherapie mit durchblutungsfördernden oder entzündungshemmenden Medikamenten
- Chronischer* Tinnitus: Beeinflussung der Wahrnehmung u. Verarbeitung des Tinnitus mit dem Ziel, sich an das Ohrgeräusch zu gewöhnen
- Vermeidung von Stress u. massivem Lärm

Hinweise zur Pflege

- Pat. mit seinem Leidensdruck ernst nehmen; Gesprächsangebote machen
- Absolute Ruhe kann das Ohrgeräusch verstärken
- Selbsthilfegruppen kontaktieren

- Bei älteren u. dementen Menschen Abgrenzung zur akustischen Halluzination

Besondere Informationen

- Einteilung in Schweregrade (nach Biesinger u. a):
  - Grad 1: kompensiertes Ohrgeräusch, kein Leidensdruck
  - Grad 2: Tinnitus tritt hauptsächlich in der Stille auf u. wirkt störend bei Stress sowie körperlichen u. geistigen Belastungen
  - Grad 3: Tinnitus führt zu einer dauernden Beeinträchtigung im privaten u. beruflichen Bereich; es treten Störungen im emotionalen, geistigen u. körperlichen Bereich auf
  - Grad 4:Tinnitus führt zur völligen Dekompensation mit erheblichen Beeinträchtigungen in allen Lebensbereichen

Tremor

Unwillkürlich auftretende weitgehend rhythmisch ablaufendes Zusammenziehen (Kontraktionen) von Muskeln, die als sog. Gegenspieler (antagonistisch) arbeiten, z. B. Beuge- u. Streckmuskeln, u. zu Bewegungen eines Körperteils oder mehrerer Körperteile führen; syn. Muskelzittern

Ursachen

- Emotionale Belastungen führen zur Verstärkung des physiologisch* nicht sichtbaren Tremors
  - Stress
  - Freude
  - Nervosität
  - Angst
- Als Folge anderer Erkrankungen:
  - Parkinson-Erkrankung
  - Schlaganfall
- Als Nebenwirkung von Medikamenten:
  - Neuroleptika
  - Gegen Depressionen (Antidepressiva)
- Als Folge eines Alkohol- oder Drogenentzugs
- Keine Ursache feststellbar = „essentieller Tremor“

Symptome

- Tremor in Ruhe (Ruhetremor)
- Tremor bei Haltebewegung, z. B. bei vorgehaltenen Händen
- Tremor bei aktiven zielgerichteten Bewegungen (Intentionstremor)
- Unterscheidung in grob-, mittel-, feinschlägiger Tremor

Therapie

- Abhängig von der Ursache: Medikamentengabe z. B. Antiparkinson-Medikamente

Hinweise zur Pflege

- Bei Intentionstremor:
  - Unterstützung beim Essen
  - Bereitstellung von Hilfsmitteln
  - Angemessene Kleidung
- Unterstützung bei den AEDL b. Bed.
- Dokumentation
  - Wann tritt Tremor auf, z. B. in Ruhe
  - In welchen Körperregionen tritt Tremor auf, z. B. Hand, Arm, Kopf

Besondere Information

- Bei Neuauftreten: Arzt informieren

Trigeminusneuralgie

Heftiger, attackenartiger Gesichtsschmerz im Versorgungsgebiet des Nervus trigeminus (5. Hirnnerv), der u. a. für die Weiterleitung des Empfindens aus der Gesichtshaut ins Gehirn zuständig ist

Ursachen

- Idiopathische Form: vermutlich Folge eines andauernden Drucks auf den Nerv durch ein Hirngefäß
- Symptomatische* Form: infolge von Tumoren*, Entzündungen
- Auslöser für einen Anfall: äußere Reize, z. B. Kälte, Berührung der Wange, Bewegung der Gesichtsmuskulatur

Symptome

- Blitzartig einschießender brennender Schmerz, meist im Bereich der Kaumuskulatur, Lippen, Zunge oder Wange (einseitig)
- Zusammenziehen der Kaumuskulatur
- Nach Anfall: Rötung des entsprechenden Hautbezirks, Absonderungen aus Tränen- u. Schweißdrüsen
- Dauer: wenige Sekunden, Attacken können sich aber rasch u. häufig wiederholen
- Symptomatische* Form: Dauerschmerz, z. B. Sehminderung, verändertes Hautempfinden

Therapie

- Medikamentöse Therapie mit Carbamazepin, bei unzureichender Wirksamkeit auch andere Medikamente gegen Epilepsie (Antiepileptika)
- Zur Akuttherapie Phenytoin intravenös*
- Bei Erfolglosigkeit: OP
- Behandlung der Grunderkrankung bei symptomatischer* Form

Hinweise zur Pflege

- Patienten sind aufgrund der fast unerträglichen Schmerzen (z. T. über Jahre) in schlechter psychischer* Verfassung u. benötigen in besonderem Maße Zuspruch, psychische Unterstützung u. motivierende Pflege
- Auf ausreichende Nahrungs- u. Flüssigkeitszufuhr achten; bei Bedarf Trinkplan

Besondere Informationen

- Trigeminusschmerz ist einer der stärksten Schmerzen überhaupt
- Manche Patienten vermeiden aus Angst vor einer Attacke die Nahrungsaufnahme
- Erstmaliges Auftreten meist nach dem 50. Lebensjahr
- Frauen häufiger als Männer betroffen

Ulcus cruris

Substanzdefekt, sog. Geschwür am Unterschenkel; umgangssprachlich: offenes Bein

Ursachen

- Mangelnde Gewebedurchblutung
  - Ulcus cururis venosum: Venenerkrankung, z. B. Phlebothrombose, Varikosis, chronisch-venöse Insuffizienz
  - Ulcus cruris arteriosum: Arterienerkrankung, z. B. Periphere arterielle Verschlusskrankheit
- Risikofaktoren*:
  - Übergewicht, Alter
  - Wundinfektionen
  - Rauchen
  - Diabetes mellitus
  - Hypertonie
  - Mangelernährung (z. B. Vitamin-C-Mangel)

Symptome

- Venöses Ulcus cruris:
  - Nässende, oft schmerzhafte Wunde, kann bis auf Knochen reichen
  - Meist am Innenknöchel u. medialen Unterschenkel lokalisiert*
  - Gelblich-schmierig belegter Wundgrund; wulstige, verhärtete Wundränder
- Arterielles Ulcus cruris:
  - Bevorzugt an Druckstellen lokalisiert*, z. B. Ferse, Zehen
  - Haut, Weichteile u. Knochen fast immer zerstört
  - ➢ Arterielle Verschlusskrankheit, periphere

Therapie

- Behandlung der Grunderkrankung
- Schmerztherapie
- Wundmanagement: feuchte Wundbehandlung, evtl. Gabe von Medikamenten, die gegen Bakterien wirksam sind (Antibiotika), nach Abheilung des Ulkus ggf. chirurgischer Verschluss der gesamten Wunde (plastische Deckung)
- Venöses Ulkus: Förderung des venösen Rückflusses durch Bewegung, Kompressionsverband

Hinweise zur Pflege

- Venöses Ulcus cruris:
  - Kompressionsmaßnahmen, Beine hochlagern, Pat. zur Mobilisation an-

halten, Bewegungsübungen durchführen lassen
  - Umgebung des Ulcus cruris mit Öl reinigen u. z. B. mit Linola Fett® pflegen
  - Wundversorgung mittels moderner Wundauflagen (Hydrokolloide, Alginate, Hydrogele), Wundverband anlegen, Bein wickeln, Venen im Wundgebiet mittels Druckpolster zusätzlich lokal* komprimieren
- Arterielles Ulcus cruris:
  - Keine Hochlagerung, keine Kompressionstherapie
  - ➤ Arterielle Verschlusskrankheit, periphere
  - ➤ Gangrän

Besondere Informationen

- Im höheren Alter ist die Grunderkrankung häufig austherapiert → Durchblutung der Gliedmaße eingeschränkt → Wundheilungsstörungen bzw. stark verzögerte Wundheilung
- Prognose*: i. d. R. Heilung innerhalb weniger Monate, bei älteren Menschen vielfach mehrere Jahre

Ulcus duodeni

Meist tiefer Schleimhautdefekt im Zwölffingerdarm (Duodenum); syn. Zwölffingerdarmgeschwür

Ursachen

- Besiedlung mit Bakterien: Helicobacter pylori (ca. 75 %)
- Medikamente, z. B. Schmerzmittel wie nichtsteroidale Antirheumatika (NSAR), z. B. Ibuprofen, Acetylsalicylsäure (ASS)
- Stress, z. B. nach großer OP („Stress-ulkus")
- Rauchen
- Familiäre Veranlagung

Symptome

- Nacht- u. Nüchternschmerz, der sich nach dem Essen bessert
- Unspezifische Symptome, z. B. Übelkeit, Völlegefühl, Appetitlosigkeit
- Bluterbrechen, Teerstuhl bei Blutungen → Arzt informieren

Therapie

- ➢ Ulcus ventriculi
- Medikamentöse Therapie bei Helicobacter positiv → Protonenpumpenhemmer
- Nicht Medikamentöse Therapie bei Helicobacter Negativ + Protonenpumpenhemmer + Antibiotika

Hinweise zur Pflege

- ➢ Ulcus ventriculi

Besondere Informationen

- ➢ Ulcus ventriculi

Ulcus ventriculi

Meist tiefer Schleimhautdefekt im Magen (Ventriculus); syn. Magengeschwür, Magenulkus

Ursachen

- ➢ Ulcus duodeni

Symptome

- Schmerzen im Oberbauch, sofort nach Nahrungsaufnahme oder unabhängig davon (Ulcus duodeni: Nüchternschmerz, der sich nach dem Essen bessert)
- Übelkeit, Völlegefühl, Appetitlosigkeit
- Bluterbrechen, Teerstuhl bei Blutungen → Notfall, Arzt informieren

Therapie

- Ulkus auslösende Medikamente möglichst absetzen
- Reizfaktoren wie Nikotin, Alkohol, Kaffee, fettige Speisen vermeiden
- Medikamentöse Therapie:
  - Bei Helicobacter-pylori positiv: medikamentöse Hemmung der Magensäureproduktion mit sog. Protonenpumpen-Hemmer (PPI) u. Gabe von gegen Bakterien wirksamen Medikamenten (Antibiotika) über 1 Woche
  - Bei Helicobacter pylori negativ: medikamentöse Hemmung der Säureproduktion durch mehrwöchige Gabe von PPI (z. B. Omeprazol) oder H_2-Blocker (z. B. Ranitidin)
- Operative Therapie selten notwendig

Hinweise zur Pflege

- Spezielle Ulkusdiät nicht erforderlich, Pat. meidet selbst, was er nicht verträgt
- Empfehlenswert sind häufige kleine Mahlzeiten, keine Spätmahlzeiten u. Bewegung nach dem Essen
- Pat. über generelle Umstellung auf gesunde Kost informieren, Stress vermeiden, Entspannungstechniken
- Bei andauernder Schmerzmitteleinnahme: Krankenbeobachtung

Besondere Informationen

- Komplikationen*:
  - Blutungen
  - Durchbruch (Perforation)
  - Einbrechen in benachbartes Organ (Penetration)
  - Verengung (Stenose) im Bereich des Magenausganges
  - Bösartige (maligne) Entartung

Varikosis

Erweiterte oberflächliche Venen, sog. Krampfadern (Varizen); syn. Krampfaderleiden

Ursachen

- Primär*: meist familiäre Veranlagung, Venenwandschwäche, Venenklappeninsuffizienz, begünstigt z. B. durch stehende Tätigkeit, Schwangerschaft, Übergewicht
- Sekundär*: Folge anderer Venenerkrankungen, z. B. nach Phlebothrombose

Symptome

- Oft lange Zeit symptomlos
- Schwellung im Knöchelbereich, v. a. nach langem Stehen, Schwere- u. Spannungsgefühl
- Nächtliche Muskelkrämpfe, Schmerzen

Therapie

- Kompressionsverbände oder -strümpfe
- Beseitigung mittels Verödung (Sklerotherapie) oder OP

Hinweise zur Pflege

- Unterstützung beim Anlegen der Kompressionsstrümpfe
- Zur Bewegung anregen
- Bein im Tagesverlauf hochlagern
- ➢ Insuffizienz, chronisch-venöse

Besondere Informationen

- Je nach Lokalisation* werden 3 Formen unterschieden:
  - Besenreiser: kleine, in der Haut liegende, netzartig angeordnete, sichtbare Venen, besonders an der Rückseite des Oberschenkels
  - Retikuläre Varizen: erweiterte Venen im Durchmesser von 2–4 mm, bevorzugt im Bereich der Kniekehle, an der Außenseite von Ober- u. Unterschenkel; kosmetische Bedeutung
  - Stammvarizen: erweiterte Hauptvenen, z. B. Vena saphena magna zieht vom Innenknöchel bis zur Leiste
- Verteilung Männer:Frauen = 1:4
- Komplikationen*
  - Varizenblutung
  - Chronisch-venöse Insuffizienz
  - Ulcus cruris

Volumenmangel

Verminderung der im Körper befindlichen Blutmenge; syn. Hypovolämie

Ursachen

- Blutverluste nach außen durch Verletzungen, in die Haut, nach Knochenbrüchen, z. B. Oberschenkelhalsfraktur
- Blutverluste nach innen in Körperhöhlen, z. B. Blutung eines Ulcus duodeni oder Ulcus ventriculi
- Flüssigkeitsverluste durch Durchfälle (Diarrhö), harntreibende Medikamente (Diuretika)
- Flüssigkeitsverluste nach großflächigen Verbrennungen

Symptome

- Blutdruckabfall, Herzfrequenzsteigerung (Tachykardie, > 100 Schläge pro Minute)
- Gefahr eines Schocks*
- Hautblässe durch eingeschränkte Durchblutung der Haut bzw. Gliedmaßen
- Erhöhte Sturzgefahr

Therapie

- Notfall
- Beseitigung der Ursachen
- Flüssigkeitsersatz mittels Infusion

Hinweise zur Pflege

- Vitalzeichenkontrolle
- Bewusstseinslage überprüfen u. dokumentieren
- Beine hochlagern
- Pat. beruhigen, Pat. nicht alleine lassen

Besondere Informationen

- Bei älteren Menschen ist das im Körper vorhandene Blut- bzw. Flüssigkeitsvolumen geringer → kleinere Volumenverluste können nicht wie bei jüngeren Menschen ausgeglichen werden

Wahn

Ist eine objektiv falsche, nicht mit der Wirklichkeit (Realität) zu vereinbarende Überzeugung, die unabhängig von den bisher gemachten Erfahrungen des Pat. ist u. an der er mit hoher Gewissheit festhält, die für ihn nicht korrigierbar ist; syn. Paranoia*

Ursachen

- Demenz
- Psychiatrische Erkrankungen, z. B. Schizophrenie, Depression
- Alkoholabhängigkeit
- Soziale Isolation (Deprivation)

Symptome

- Kennzeichen:
  - Subjektive* Gewissheit
  - Unkorrigierbarkeit
  - Unmöglichkeit des Inhaltes
- Inhaltliche Merkmale:
  - Bestehlungswahn
  - Vergiftungswahn („Sie wollen mich vergiften/beseitigen")
  - Verfolgungswahn („Sie haben es auf mich abgesehen")
  - Verarmungs-, Schuld-, Eifersuchtswahn
- Formale Merkmale:
  - Wahnidee: kleinste gedankliche Einheit eines Wahns
  - Wahngedanke: mehrere Wahnideen und/oder Wahnwahrnehmungen werden gedanklich miteinander verknüpft
  - Wahnstimmung: Pat. erlebt die Außenwelt als bedrohlich u. unheimlich ohne dass er bereits konkrete Wahninhalte ausgebildet hat
  - Wahnwahrnehmung: Bezeichnung für eine reale Sinneswahrnehmung, die der Pat. fehlinterpretiert/fehleinschätzt u. die eine abnorme Bedeutung erhält

Therapie

- Medikamentengabe, z. B. Neuroleptika

Hinweise zur Pflege

- Pflegende akzeptieren, dass Wahnkranke einen anderen Realitätsbegriff haben als Gesunde
- Wahnkrankheit nicht tabuisieren
- Wertfreie Dokumentation der Wahninhalte
- Angehörige u. Kontaktpersonen über Krankheit aufklären
- Pat. wird behutsam u. mitfühlend in seine Umgebung eingeführt
- Geregelten Tagesablauf einhalten
- Zur Teilnahme an Beschäftigungsangeboten ermuntern

- Dialog suchen, neutrale Themen suchen, keine Verstärkung der Wahnideen durch „mitspielen“
- Regelmäßige Besprechung des Zustandes des Pat. in Fallbesprechungen, Pflegeplanung anpassen
- Regelmäßig Selbsttötungs-(Suizid-)Gefährdung einschätzen
- Medikamenteneinnahme kontrollieren
- Vertrauensvolle Beziehung trotz unterschiedlicher Wahrnehmungen aufbauen

Besondere Informationen

- Im Unterschied zum Wahn gibt es die Verkennung (Pat. kann Umwelt nicht wahrnehmen, verkennt Umfeld → Fehleinschätzungen); Ursachen können sein
  - Seh- und/oder Höreinschränkung
  - Bewusstseinseintrübung
  - Eingeschränkte geistige Leistungsfähigkeit (Demenz)

Xerostomie

Trockenheit der Mundhöhle

Ursachen

- Verminderter Speichelfluss infolge von
  - Medikamentennebenwirkungen, z. B. bei Psychopharmaka
  - Entzündungen der Speicheldrüsen
  - Fieberhaften Infekten*
  - Mangelhafter Flüssigkeitszufuhr

Symptomatik

- Gefühl des trockenen Mundes
- Am Mundboden keine Flüssigkeit sichtbar
- Mundschleimhaut ist schmerzempfindlich

Therapie

- Wenn möglich Beseitigung der Ursachen
- Gabe von speichelstimulierenden Medikamenten, z. B. Pilokarpin

Hinweise zur Pflege

- Ausreichende Flüssigkeitszufuhr (wenn möglich), Trinkplan
- Mundhygiene
- Die Speichelproduktion anregende Mittel:
  - Einsatz von künstlichem Speichel
  - Eiswürfel aus verdünntem Fruchtsaft
  - Karotten, Sellerie
  - Hagebutten-, Malventee
  - Homöopathische Mittel
- ➢ Parotitisprophylaxe

Besondere Information

- Xerostomie beeinträchtigt:
  - Das Tragen der Zahnprothese
  - Das Sprechen
  - Das Schlucken

Zystitis

Entzündung der Harnblasenschleimhaut; syn. Blasenentzündung

Ursachen

- Aus der Scheide aufsteigende (aszendierende) Infektion*: meist bakteriell bedingt (zu 80 % das Bakterium Escherichia [E.] coli)
- Begünstigt durch:
  - Harnabflussstörungen
  - Katheterisierung
  - Bei Frauen: Geschlechtsverkehr

Symptome

- Schmerzen oder Brennen beim Wasserlassen (Dysurie)
- Häufiger Harndrang mit kleiner Urinmenge (Pollakisurie)
- Krampfartige Schmerzen oberhalb des Schambeins (Blasentenesmen)
- Vorübergehende Harninkontinenz möglich
- Fieber u. allgemeines Krankheitsempfinden weisen auf Mitbeteiligung der oberen Harnwege hin (Harnwegsinfekt)

Therapie

- Gegen Bakterien wirksame Medikamente (Antibiotika)
- Kälte vermeiden, reichlich Flüssigkeit zu sich nehmen

Hinweise zur Pflege

- Einnahme der Medikamente kontrollieren
- Auf ausreichende Flüssigkeitszufuhr achten (mindestens 2 Liter pro Tag, besser mehr)
- Pat. zur sofortiger Blasenentleerung bei Harndrang anhalten, beugt Aufsteigen des Infektes vor
- Lokale* Wärmeanwendung zur Schmerzlinderung
- Krankenbeobachtung:
  - Flüssigkeitsbilanzierung
  - Urin
  - Temperatur
  - Schmerzentwicklung

Besondere Informationen

- Frauen häufiger betroffen, da die kurze Harnröhre das Aufsteigen einer Infektion* begünstigt

Weitere Pflegehinweise

Prophylaxen in der Pflege

Pflegerische Maßnahmen zur Vorbeugung von Erkrankungen

Dekubitusprophylaxe

- Individuelles Risiko des Pat. ermitteln
- Körperpflege:
  - Regelmäßige und sorgfältige Körperpflege
  - Haut trocken halten
  - Inkontinenzversorgung
- Anregung der Hautdurchblutung:
  - Rückfettende Hautschutzsalbe verwenden
  - Speziell entwickelte Aktivgels verwenden
  - Durchblutungsanregende Bäder durchführen
  - Den alten Menschen mobilisieren
  - Gefährdete Körperstellen von Druck entlasten
  - Druckentlastung durch Lagerungskissen
  - Einsatz von Gelkissen, z. B. als Unterlage im Rollstuhl
  - Antidekubitusmatratzen einsetzen
  - Druckentlastung durch regelmäßige Umlagerung
- Gute Ernährung:
  - Ausreichende und regelmäßige Kost
  - Vitaminanreicherung der Nahrung durch Obst- und Gemüsesäfte
  - Ausreichende Flüssigkeitszufuhr

Intertrigoprophylaxe

- Individuelles Risiko des Pat. ermitteln
- Pat. mit hohem Risiko über das Krankheitsbild und notwendige Maßnahmen informieren, z. B.:
  - Gewichtsreduktion
  - Sorgfältiges Waschen und Abtrocknen
- Bei nicht mehr selbstständigen Pat.:
  - Gefährdete Regionen auf Schäden untersuchen
  - Bei aufgetretenen Schäden Hausarzt informieren
  - Hautfalten sorgfältig reinigen und abtrocknen
  - Ph-neutrale Seifen verwenden, keine Rückstände hinterlassen
  - Salbenrückstände mit Öl entfernen
  - Pat. mit Inkontinenz bei jeder Inkontinenzversorgung waschen u. sorgfältig abtrocknen
  - Hochwertige Körperlotionen verwenden
  - Bei stark schwitzenden Pat. etwas Kamille oder Salbei in das Waschwasser geben

Kontrakturenprophylaxe

- Individuelles Risiko des Pat. ermitteln
- Lagerung:
  - Zweistündliches Umlagern der Extremitäten u. des Kopfes (abwechselnd in Beuge- und Streckstellung)

- Bei Gegenindikation, Lagerung in physiologischer Mittelstellung (Funktionsstellung)
- Spitzfuß vermeiden: Fußsohlen (senkrecht) an einen Bettkasten oder eine Fußstütze anlegen
- Aktive Bewegungsübungen: Pat. sollte so oft wie mögl. das Bett verlassen
- Bettlägerigen Pat. auffordern, alle Gelenke folgendermaßen zu bewegen:
  - Flexion (Beugung)
  - Extension (Dehnung)
  - Supination (Auswärtsdrehung)
  - Pronation (Einwärtsdrehung)
  - Abduktion (Abspreizen)
  - Adduktion (Heranziehen)
  - Rotation (Drehung)
- Passive Bewegungsübungen: 1–2-mal tgl. alle Gelenke des immobilen Pat. bewegen
- Assistierte Bewegungsübungen: Pat. bei selbstständigen Bewegungsübungen unterstützen

Lymphödemprophylaxe

- Individuelles Risiko des Pat. ermitteln
- Manuelle Lymphdrainage: entstauende Massage des betroffenen Gebiets
- Tragen eines Kompressionsstrumpfes
- Falls verordnet: Arm während der Nacht bandagieren
- Häufige Pumpbewegungen mit der Hand der betroffenen Seite ausführen
- Frühzeitige und gezielte Bewegungstherapie von Arm und Schultergürtel unter Anleitung eines Physiotherapeuten
- Arm häufig hoch lagern, Muskelpumpe betätigen
- Ausgewogene Ernährung (Sollgewicht anstreben)
  - Kochsalzarm essen
  - Viel trinken
- Spezielle entstauende gymnastische Übungen durchführen
- Körperpflege:
  - Keine hautreizenden Kosmetika verwenden
  - Keine Saunabesuche
  - Auf Hautpflege und Sauberkeit achten

Obstipationsprophylaxe

- Einschätzen des Obstipationsrisikos des Pat.:
  - Seltener und dann harter Stuhlgang
  - Überlaufinkontinenz (unwillkürliche Kotentleerung bei hartnäckiger Obstipation) im Form von kleinen Mengen dünnen Kots oder Schleim
  - Druckgefühl
  - Aufgeblähter Bauch
  - Allgemeine Unlust, Gereiztheit
  - Verwirrtheitszustände
  - Fieber oder Erbrechen
  - Starke Bauchschmerzen
  - Appetitlosigkeit
  - Kopfschmerzen
  - Belegte Zunge
  - Mundgeruch
- Stuhlausscheidungen kontrollieren/ dokumentieren:
  - Konsistenz, Farbe, Geruch
  - Frequenz der Stühle
  - Abführmittelgebrauch
- Information des Pat. über Maßnahmen, die eine Obstipation verhindern:
  - Ballaststoffreiche Ernährung
  - Mind. 2 Liter Flüssigkeit
  - Das Essen gut kauen

  - Viel Bewegung
  - Ein Glas warmes Wasser nach dem Aufstehen trinken
- Bei bettlägerigen Pat.:
  - Auf gut sitzende Zahnprothesen achten
  - Pat. mobilisieren/Bauchmuskeltraining
  - Pat. sofort zur Toilette führen, wenn er sich meldet
  - Wenn hilfreich, Kaffee geben
  - Fruchtsäfte anbieten
  - Intimsphäre beim Toilettengang wahren, ausreichend Zeit lassen

Pneumonieprophylaxe

- Individuelles Risiko des Pat. einschätzen
- Bei der richtigen Atemtechnik unterstützen
- Schmerzbehandlung nach ärztlicher Anordnung
- Frischluftzufuhr
- Atemerleichternde Lagerung
- Atemgymnastik
- Rhythmische Einreibung
- Keine Flachlagerung bei liegender Magensonde
- Schlucktraining
- Frischluftzufuhr
- Ausreichende Flüssigkeitszufuhr abhängig von Grunderkrankung
- Inhalationen nach Anordnung des Arztes

Soor- und Parotitisprophylaxe

- Individuelles Risiko des Pat. ermitteln
- Spezielle Mundspülungen bzw. Auswischen der Mundhöhle zur Anregung des Speichelflusses und zur Infektionsprophylaxe
- Durchführung:
  - Hände desinfizieren
  - Oberkörper hoch lagern oder Seitenlagerung
  - Handtuch unter das Kinn legen
  - Bei Prothesenträgern Prothese entfernen und säubern und anschließend wieder einsetzen
  - Genaue Inspektion der Mundhöhle
  - Bei vermehrtem Speichelfluss Mundhöhle absaugen
  - Mundhöhle mit befeuchteten Watteträgern oder Klemme mit Tupfer auswischen
  - Bei wachen Pat. zur Stimulierung der Parotis (Ohrspeicheldrüse) z. B. Kaugummi anbieten

Sturzprophylaxe

- Individuelles Sturzrisiko des Pat. ermitteln
- Pat. beobachten:
  - Psychopharmaka
  - Funktionstüchtige Sehhilfe
  - Funktionstüchtiges Hörgerät
- Geeignete Gehhilfen bereitstellen
- Geschlossenes, rutschfestes Schuhwerk anziehen
- Sturzprotektoren verwenden
- In der Nacht:
  - Nachtlicht
  - Socken mit rutschfesten Noppen
- Bei Gangunsicherheit durch gestörtes Gleichgewicht:
  - Gleichgewichtstraining
  - Anbringen von Handläufen
- Stolperfallen beseitigen:
  - Teppiche, Bodenbeläge, Schwellen

- Pflegewägen, Rollstühle, abgestellte Gegenstände
- Expertenstandard Sturzprophylaxe beachten

Thromboseprophylaxe

- Individuelles Thromboserisiko des Pat. einschätzen
- Beratung des Pat. zu:
  - Gymn. Übungen
  - Kompressionstherapie
- Kompressionsstrümpfe anziehen
- Kompressionsverband anlegen
- Pat. zur regelmäßigen Mobilisation anregen, unterstützen
- Bettlägerige Pat. regelmäßig lagern, dabei Bewegungsübungen v. a. der Beine durchführen
- Venen ausstreichen
- Rückstromfördernde Gymnastik:
  - Bettradfahren
  - Fußkreisen
- Heparinisierung n. Arztanordnung

Spezielle Pflegeverfahren

Biografiearbeit, biografieorientiert pflegen

- Grundsätzliche Ziele:
  - Individuelle Lebenserfahrungen des Pat. bei der Pflege berücksichtigen und fördernd einbinden
  - Individuelle Potenziale/Ressourcen erkennen
- Ebenen der individuellen Potenziale:
  - Soziale Ebene
  - Spirituelle Ebene
  - Körperliche/physische Ebene
  - Kreative Ebene
- Möglichkeiten biografische Daten zu erheben:
  - Behutsames und unaufdringliches Erfragen in Gesprächen
  - Einzelgespräche mit Angehörigen und Freunden
  - Themenbezogene Gespräche, z. B. anhand eines Fotoalbums
  - Art und Weise der Krisenbewältigung erfragen
  - Bei pflegerischen Maßnahmen, z. B. bei der Körperpflege, nach Vorlieben fragen

Realitätsorientierungstraining (ROT)

Technik zur Rehabilitation von Personen, die unter Gedächtnisstörungen leiden

- Grundsätzliche Ziele:
  - Verbesserung der Orientierungsfähigkeit
  - Erhalt der Selbstständigkeit
  - Steigerung des Selbstwertgefühls
- Verschiedene Bereiche der Orientierung
  - Orientierung zur Person
  - Zeitliche Orientierung
  - Örtliche Orientierung
  - Situative Orientierung
- Methoden des Realitätsorientierungstrainings:
  - Lesen und Abfragen einer Tafel, auf der die aktuellen Daten wie z. B. Ort, Tag, Datum festgehalten sind
  - Anbringen von Orientierungshilfen, z. B. Kalender aufhängen, Uhren anbringen, Symbole an Türen, die die Funktion des Raumes verdeutlichen,

Poster mit realistisch abgebildeten Tieren und Gegenständen aus dem Alltag
- Spielerische Vermittlung von Informationen anhand von Anschauungsmaterial
- Wärme und Respekt vor der Persönlichkeit der alten Menschen vermitteln

Validation

Umgangs- und Kommunikationsform, die speziell auf die Bedürfnisse des alten Menschen zugeschnitten ist.

- Grundsätze der Validation:
  - Das Erleben des Verwirrten respektieren
  - Versuchen, sich in die Realität des Verwirrten einzufühlen
  - Auf die Gefühlsäußerungen des Verwirrten achten
  - Die Aussagen und Mitteilungen des Verwirrten akzeptieren und ernst nehmen
- Beispiel für validierendes Arbeiten:
  - Frau M. sagt jeden Tag um 12.30 Uhr, sie müsse jetzt nach Hause gehen, denn ihre Kinder kämen aus der Schule. Die Pflegenden reagieren nicht darauf, indem sie antworten: „ Ihre Kinder sind doch längst erwachsen, sie brauchen Ihre Hilfe nicht mehr". Sondern sie gehen ein Stück mit Frau M. z. B. mit den Worten: „Lassen Sie uns mal schauen, ob Ihre Kinder schon da sind".

Erinnerungspflege

Aktivierende Pflege, die die Informationen aus der Biografiearbeit nutzt, um Bewohnern durch Gespräche über vergangene Zeiten emotional und intellektuell anzuregen (➤ Biografiearbeit*)*

Snoezelen

Therapeutische Methode, primäre Sinnesreize für demente Menschen zugänglich zu machen

- Durchführung:
  - In speziell ausgestatteten Räumen
  - In ruhiger, entspannter Atmosphäre
- Ziele :
  - Wohlbefinden fördern
  - Emotionale Sicherheit fördern
  - Wahrnehmungsfähigkeiten fördern und erhalten
- Gestaltungsmöglichkeiten:
  - Tastbretter
  - Riechsäulen
  - Klangwerkzeuge
  - Kissen
  - Decken
  - Schaumstoffblöcke
  - Sanftes Licht
  - Leuchtschnüre
  - Aromalampen
  - Spiegelkugeln
  - Meditationsmusik

Basale Stimulation

Anregung der Körperwahrnehmung, Koordination im Raum, Kennenlernen des eigenen Inneren, z. B. der Muskulatur, Erfahren des Gleichgewichtssinns

Zielgruppe:
- Bewusstlose Menschen
- Desorientierte Menschen
- Menschen nach einem Schlaganfall mit Halbseitenlähmung
- Menschen mit Morbus Alzheimer
- Menschen im Koma und Wachkoma
- Menschen mit Wahrnehmungsstörungen
- Menschen mit schwerster Behinderung
- Demente Menschen

Grundsätzliche Ziele:
- Entspannung und Angstabbau
- Aufbau eines eigenen, neuen Körperschemas
- Verbesserung des Gleichgewichts
- Förderung der Bewegungskoordination
- Aktivierung aller körperlichen und seelischen Prozesse
- Förderung der Kommunikation durch Anregung der Wahrnehmung über die Sinne

Methoden:
- Anregung des Tast- und Berührungssinnes
  - Gezielte Berührungen, wie z. B. die Initialberührung
  - Unterschiedliche Wassertemperaturen
- Anregung der optischen Wahrnehmung
  - Gestaltung der Umgebung
  - Fotos mit vertrauten Personen
  - Anregung des Hörsinns
  - Lieblingsmusik
  - Bekannte Stimmen
- Anregung des Geruchssinnes
  - Duftstoffe, z. B. Parfum
  - Reizstoffe, die an den Alltag erinnern
- Anregung des Geschmackssinnes
  - Geschmacksstoffe: süß-sauer-bitter
  - Speisen: Vorlieben und Abneigungen
  - Vibratorische Stimulation zur Erfahrung von Körpertiefe und -fülle sowie der inneren Stabilität
  - Vibration an bestimmten Körperstellen, z. B. Bauch, Rücken

Palliative Pflege (Grundsätze)

Grundsätzliche Ziele:
- Belastende Symptome lindern
- Seelisches Leid lindern
- Belastungen vermeiden
- Ein menschenwürdiges Sterben ermöglichen
- Bestmögliche Lebensqualität in der Endphase einer Erkrankung gewährleisten

Körperliche Symptome
- Schmerzen
  - Regelmäßige Schmerzerfassung
  - Schmerzlindernde Lagerungen
  - Schmerzmittelgabe nach einem festen Zeitschema, ggf. zusätzlich Bedarfsmedikation*
  - Wirksamkeit überprüfen
  - Pflegemaßnahmen an die individuelle Schmerzsituation anpassen
  - Aufklärung u. Beratung des Pat. u. der Angehörigen
- Schlafstörungen
  - Schmerzbehandlung
  - Auf psychosoziale Bedürfnisse des Pat. eingehen, z. B. Gespräche anbieten

- Über nichtmedikamentöse schlaffördernde Verfahren informieren, z. B. beruhigende Ganzkörperwaschungen, schlaffördernde Aromatherapie, Entspannungsübungen, beruhigende Musik
- Medikamente zurückhaltend u. nur nach Arztanordnung geben

- Fatigue
  - Einfühlsame Begleitung
  - Balance zwischen Aktivität u. Ruhe finden, z. B. Verzicht auf gewisse Aktivitäten, für erholsamen Schlaf sorgen, maßvolle körperliche Belastung u. Ablenkung anbieten
  - Ausgewogene Ernährung, ausreichend Flüssigkeit anbieten
- Appetitlosigkeit, Auszehrung (Kachexie), Dehydratation
  - Symptome, die Auswirkungen auf Ernährungsverhalten haben (z. B. Schmerzen, Immobilität, Fatigue) lindern
  - Ernährungszustand regelmäßig einschätzen
  - Vereinbarungen zur Ernährung mit Pat. u. Angehörigen treffen, dabei Prioritäten des Pat., Bedeutung der Ernährung für Pat. u. Prognose der Einschränkungen berücksichtigen
  - Für angenehme Essensumgebung sorgen
  - Ernährungsberatung
  - Hochkalorische, eiweiß- und fettreiche Wunschkost anbieten
  - Zwischenmahlzeiten anbieten
  - Dem Schluck- u. Kauvermögen angepasste Nahrung anbieten
  - Gabe von Nahrungsergänzungsstoffen
  - Dehydratation vermeiden, z. B. Trinkplan aufstellen, Lieblingsgetränke anbieten, stündlich Getränke anbieten, Dauerinfusion subkutan
  - Durstgefühl reduzieren: Lippen u. Mundschleimhaut regelmäßig anfeuchten, Getränke löffelweise anbieten
- Obstipation
  - Oft Nebenwirkung von opioidhaltigen Schmerzmedikamenten u. aufgrund eingeschränkter Mobilität
  - Vom Pat. üblicherweise genutzte abführende Maßnahmen, z. B. Leinsamen, Buttermilch, Obstsäfte, erfragen u. anwenden
  - Gewohnheiten des Pat. hinsichtlich Stuhlentleerung achten
  - Wenn realisierbar: Ballaststoffe u. gleichzeitig Trinkmenge erhöhen, Mobilität fördern, Darmmassagen
  - Medikamentöse Therapie nach Arztanordnung

Seelische Symptome

- Angst, Depression
  - Eigene Einstellung zum Tod reflektieren
  - Pat. mit Zuwendung u. Aufmerksamkeit begegnen
  - Vertrauensvolle Beziehung zum Pat. aufbauen
  - Gespräche anbieten
- Spiritualität und Glauben des Pat. wahrnehmen u. fördern

Notfälle

Kennzeichen eines Notfalls

- Akut aufgetreten
- Lebensbedrohlich
- Vitalfunktionen gestört oder bedroht: Bewusstseinslage, Atmung, Herz- u. Kreislauffunktion

Vorgehen im Notfall (allgemein)

- Überprüfung der Bewusstseinslage
- Überprüfung der Fähigkeit des Pat. auf Außenreize zu reagieren:
  - Ansprache „Wie heißen Sie?“ oder auf Schmerzreiz, z. B. Kneifen in den Oberarm
  - Auf Ansprache keine oder deutlich verzögerte Reaktion → Hinweis auf gestörte Bewusstseinslage
  - Auf Ansprache und Schmerzreiz keine Reaktion → Verdacht auf Bewusstlosigkeit
- Überprüfung der Atmung:
  - Brustkorbbewegungen sichtbar?
  - Atemgeräusch hörbar, Atemzug (Luftzug) spürbar?
  - Erschwerte Atmung (Dyspnoe)?
  - Atemnot, die nur noch im Sitzen ausgeglichen werden kann (Orthopnoe)?
  - Atemgeräusche hörbar, z. B. röchelndes oder brodelndes Atemgeräusch, Pfeifen oder Giemen?
- Überprüfung der Hautfarbe:
  - Blauviolette Verfärbung der Haut (Zyanose)?
- Überprüfung der Herz-Kreislauffunktion:
  - Puls: am Handgelenk (peripher) und herznah (zentral), z. B. Halsschlagader (Carotisarterie)
  - Pulsfrequenz: < 60 Schläge/Minute = Bradykardie; > 100 Schläge/Minute = Tachykardie
  - Pulsrhythmus: regelmäßig, unregelmäßig (arrhythmisch)
  - Pulsqualität: weich, fadenförmig, kräftig, hart
  - Blutdruck: unblutige Messung mittels Blutdruckgerät nach Riva-Rocci (RR)
  - RR < 100 mmHg = Hypotonie und Symptome wie Schwindel, Blässe, erhöhter Herzschlag (Tachykardie), weicher Puls tastbar; hypertensive Krise: plötzlicher Blutdruckanstieg > 230/140 mmHg, harter Puls tastbar
- Bei Verdacht auf Notfall:
  - Alarm auslösen
  - Notruf absetzen, 5 W's:
  - **W**o geschah es?
  - **W**as geschah?
  - **W**ie viele Personen sind betroffen?
  - **W**elche Art der Erkrankung/Verletzung liegt vor?
  - **W**arten auf Rückfragen! (Telefonnummer)

Vorgehen bei Bewusstlosigkeit (Puls tastbar und Atmung vorhanden)

- Stabile Seitenlage
- Verletzungen vorbeugen, Pat. auf dem Boden belassen
- Freimachen der Atemwege, Mund wird an tiefster Stelle des Körpers gelagert, da Aspirationsgefahr

- Kontrolle der Vitalzeichen bis Rettungsteam eintrifft
- Dokumentation

Vorgehen bei aufgehobener Herz-Kreislauf-Funktion (Herz-Kreislauf-Versagen)

- Pat. ist pulslos, keine Atmung, zyanotisch, bewusstlos
- Notarzt verständigen
- Wiederbelebung (kardiopulmonale Reanimation); Herzdruckmassage: Beatmung = 30 : 2

Vorgehen bei Herz-Kreislaufschock, z. B. hypovolämischer Schock

- Schock: kritische Verminderung der Durchblutung mit Sauerstoffmangel im Körper und daraus folgenden Stoffwechselstörungen, z. B. hypovolämischer Schock, Schockgefahr besteht z. B. bei einem Puls > 100 Schläge/Minute und RR < 100 mmHg = Schockindex ≥1 (Schockindex = Puls:RR [systolisch])
- Pat. beruhigen
- In Autotransfusionslage bringen: Flachlagerung von Kopf u. Oberkörper, Lagerung der Beine schräg nach oben
- Bei Atemnot u. Schmerz nach Wunsch lagern, z. B. halb sitzend
- Bewusstlosen, spontan atmenden Pat. in stabile Seitenlage bringen
- Notarzt verständigen

Vorgehen bei Sturz: Patient ist ansprechbar, kann sich nicht selbstständig aufrichten

- Auf Verletzungen kontrollieren:
  - Verletzungszeichen
  - Schmerzen
  - Beweglichkeit
- Auf dem Fußboden belassen, polstern
- Kontrolle der Vitalzeichen, Sturzhergang rekonstruieren
- Dokumentation
- Ggf. Notarzt verständigen

Register

R

S